中国最美经方丛书

丛书主编 柳越冬 杨建宇

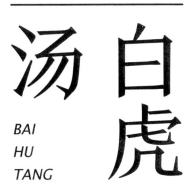

白虎汤

BAI HU TANG

主 编

刘树权 杨建宇 祝维峰

中原农民出版社

·郑州·

图书在版编目(CIP)数据

白虎汤／刘树权,杨建宇,祝维峰主编.—郑州:中原农民
出版社,2018.9
（中国最美经方丛书）
ISBN 978－7－5542－1968－3

Ⅰ.①白… Ⅱ.①刘… ②杨… ③祝… Ⅲ.①白虎汤-研究
Ⅳ.①R286

中国版本图书馆 CIP 数据核字(2018)第 152497 号

出版:中原农民出版社
地址:河南省郑州市郑东新区祥盛街 27 号 7 层
邮编:450016
网址:http://www.zynm.com
电话:0371－65751257
发行单位:全国新华书店
承印单位:新乡市豫北印务有限公司

投稿邮箱:zynmpress@ sina.com

策划编辑电话:0371－65788677

邮购热线:0371－65713859

开本:710mm×1010mm   1/16

印张:13.5

字数:205 千字

版次:2019 年 8 月第 1 版

印次:2019 年 8 月第 1 次印刷

书号:ISBN 978－7－5542－1968－3

定价:55.00 元

本书如有印装质量问题,由承印厂负责调换

编 委 会

大美经方！ 中医万岁！

今天有点兴奋！

"中华中医药祝之友/杨建宇教授经方经药传承研究工作室"的牌子挂在了印尼·巴淡岛！[1]我很自豪地说，这是中医药界第一块"经方经药"传承研究机构的牌子！自然，在东南亚乃至全球也是第一！而这，必须感谢、感恩医圣张仲景的经方！

在20世纪80年代，我刚学了中医方剂学，就到新华书店买了一本《古方今用》，其中第一和方"桂枝汤"，不但用于治疗感冒，而且还广泛用于内外妇儿疾病。我印象最深的是既治坐骨神经痛，又治高血压。当时，我就有点懵！待学完《伤寒杂病论》，就有点明白了。但是一直到90年代初，随着临床感悟的加深，对医圣经方潜心地体验，对《伤寒杂病论》的反复体味，就基本上明白了许多。继而，临床疗效随着经方更广泛地应用而有了大幅提高，随即，我就被郑州地区多家门诊邀请出诊，还被许昌、濮阳、新乡、信阳等地邀请出专家门诊。直到现在，我仍坚持不懈地在临床中应用经方、体验经方、推广经方，并且效果显著，声誉远扬。时而，被邀至全国各地会诊疑难杂症；时而，被邀至全国各地讲解经方心得；偶尔，被邀至境外讲解经方，交流使用经方攻克疑难杂症的经验。而今天，把"经方经药"传承研究的牌子挂在了印尼·巴淡岛上，而这一切，都缘于经方！都成于经方！这真是最美经方！大美经方！我情不自禁地在内心深处呼喊，感谢经方！感恩医圣！

时间如梭！中医药发展进入加速期。重温中医药经典蔚然成风，国家中医药管理局"全国优秀中医临床人才研修项目"学员（简称国优人才班）的培养，重在经典的研修，通过对研修项目的关注、论证、宣教、参与、主持等历炼和学习，我接触到了中医经典大家，对中医经典有了更深入地认知，对经方有了更深刻地体验，临床疗效再次得到了稳步提升。北京市中医管理局、河南省中医管理局、南阳市中医药管理局共同举办仲景书院首期"仲景国医传人"精英班，我有幸作为执行班主任，再次对经方大家和经方学验有了更多的感触和心悟。再加之，近5年来我一直在牵头专病专科经方大师研修班的数十个研修班的学习与交流，在单纯的经方学习交流之基础上，更多地引导经方的学术提升和经方应用向主流医院内推广，使我对"经方热"乃至"经典热"有了更多层面的了解和把握。期间，有一个"病准方对药不灵"现象引起了我的关注，我认为这一定是中药药物的精准及合理应用出了问题。即而联想到，国优人才班讲经典《神农本草经》苦于找不到专门研究《神农本草经》的教授,而在第三批国优人才班上课时,只有祝之友老教授一个人专注《神农本草经》专题研究与经方解读。原来这是中医药界普遍不读《神农本草经》的缘故,大家不重视临床中药学科的发展,从而导致临床中药品种、中药古今变异等问题没有得到良好的控制和改善,导致用药临床不效。故而,我们就立即开始举办"基于《神农本草经》解读经方临证应用研修班和认药采药班",旨在引导大家重温中医药首部经典《神农本草经》,认真研究经方的用药精准问题。此时此刻,明确提出"经药"这一"中医临床药学"的基本概念。根据祝之友老教授的要求和亲自授课、督导,我迅速把这个概念推广至全国各地(包括台北市的国际论坛上),及东南亚地区,为提高中医药临床疗效服务!而这个结果仍然是医圣经方的引领,仍然要感谢、感恩医圣仲景!大美经方!最美经方!

我和不少中医药人一样,稍稍有点小文人情愫,心绪放飞之时,就浮想联翩,继而就草草成文。恰好"中国最美经方丛书"第一辑15册即将出版,而邀我作序,就充之为序。

之于"中国最美经方丛书",启于原"神奇的中华经穴疗法系列丛书"的畅销与好评!继而推出。既是中原出版传媒集团重点畅销图书,也是目前"经方热""经药热"之最流行类之书籍。本丛书系柳越冬教授带头,由国家名医传承室、大学科研机构、仲景书院经方兴趣研究小组等优秀的一线临床和科研人员共同编撰,是学习经方、应用经方、推广经方的参考书籍!对经方的临床应用和科研、教学均有积极的助推意义,必将得到广大"经方"爱好者、"经药"爱好者的热捧!

最后,仍用我恩师孙光荣国医大师的话来作结束语,

那就是:

美丽中国有中医!

中医万岁!

杨建宇[2]

2018 年 6 月 2 日,于新加坡转机回国候机时

注释:[1]同时还挂了"中华中药泰斗祝之友教授东南亚·印尼药用植物苑"和"中华中医药中和医派杨建宇教授工作室东南亚·印尼工作站"的牌子。每块牌子上都有印尼文、中文、英文3种文字。

[2]杨建宇:研究员/教授,执业中医师,中华中和医派掌门人,著名经方学者和经方临床圣手。中国中医药研究促进会仲景医学研究分会副会长兼秘书长,仲景星火工程分会执行会长,北京中西医慢病防治促进全国经方医学专家委员会执行主席,中关村炎黄中医药科技创新联盟全国经方健康产业发展联盟执行主席,中医药"一带一路"经方行(国际)总策划、总指挥、主讲教授,中华国医专病专科经方大师研修班总策划、主讲教授,中国医药新闻信息协会副会长兼中医药临床分会执行会长,曲阜孔子文化学院国际中医学院名誉院长/特聘教授。

目　录

上　篇　经典温习

1

中篇　临证新论

下篇　现代研究

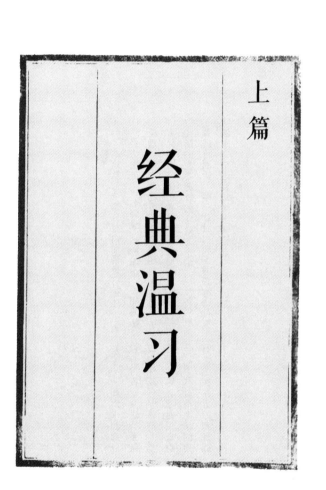

上篇

经典温习

本篇从三个部分对白虎汤进行论述：第一章第一节溯本求源部分从经方出处、方名释义、药物组成、使用方法、方歌等方面对其进行系统梳理。第二节经方集注选取历代医家对经方的代表性阐释。第三节类方简析对临床中较常用的白虎汤类方进行简要分析。第二章对组成白虎汤的主要药物的功效与主治，以及作用机制进行阐释，对白虎汤的功效进行剖析。第三章对白虎汤的源流进行梳理，对古代医家方论和现代医家方论进行论述。

第一章　概　述

第一节　溯本求源

一、经方出处

《伤寒论》

　　1.伤寒脉浮,发热无汗,其表不解,不可与白虎汤。渴欲饮水,无表证者,白虎加人参汤主之。(170)

　　2.伤寒脉浮滑,此以表有热,里有寒,白虎汤主之。(176)

　　3.三阳合病,腹满身重,难以转侧,口不仁,面垢,谵语遗尿,发汗则谵语,下之则额上生汗,手足逆冷。若自汗出者,白虎汤主之。(219)

　　4.伤寒脉滑而厥者,里有热,白虎汤主之。(350)

二、方名释义

　　据史料记载,战国前期,我国天文学家为观察天象及日月五星在天空的运行,选取了二十八个星宿作为观察的标志,称为二十八宿。按东、西、南、北四个方位分为四组,每组七宿,分别选取四种动物形象相配:西方七宿配白虎;东方七宿配青龙(苍龙);南方七宿配朱雀(朱鸟);北方七宿配玄武(龟蛇)。道教兴起后,沿用古人之说,将青龙、白虎、朱雀、玄武(大中祥符五年,宋真宗宣称其祖先为赵玄朗,并上尊号为圣祖上灵高道九天司命保生天尊大帝,诏令天下,玄朗二字不许用,以元代替玄,以明代替朗,后来又用真代替玄)纳入神系,作为护卫之神,以壮威仪。《抱朴子·杂应》引《仙经》描绘太上老君形象时说:"左有十二青龙,右有二十六白虎,前有二十四朱雀,后有七十二玄武。"一般认为白虎为二十八宿星中奎、娄、胃、昴、毕、觜、参七宿,以此七宿合看其形象像虎而得名。关于白虎的形象的描述,《道门通教必用集》卷七云:"西方白虎上应觜参,英英素质,肃肃清音,威慑禽兽,啸动山林,来立吾右。"同时,道教亦将其用于炼丹术语,如《云笈七签》卷七十二引《古经》四神之丹称:"白虎者,西方庚辛金白金也,得真一之位,经云:'子若得一万事毕。'淑女之异名,五行感化,至精之所致也。其伏不动,故称之为虎也。"这就是白虎神名的由来。

据《辅行诀脏腑用药法要》所载,梁代陶弘景曰:"外感天行,经方之治,有二旦、六神大小等汤。昔南阳张机,依此诸方(指《汤液经法》),撰为《伤寒论》一部,疗治明悉,后学咸尊奉之。"二旦,即大、小阳旦汤,大、小阴旦汤;六神大小即大、小青龙汤,大、小白虎汤,大、小玄武汤,大、小朱鸟(雀)汤,大、小勾陈汤,大、小螣蛇汤。陶弘景的这段话说明了诸方的命名运用了道教文化中的四象六神之名,也说明了张仲景撰写《伤寒论》时所采用方剂的来源。因此可以得知,《伤寒论》方剂必然也借鉴了《汤液经法》原来的方剂名称。

同样在《辅行诀脏腑用药法要》中有记载,陶弘景曰:"阳旦者,升阳之方,以黄芪为主;阴旦者,扶阴之方,以柴胡为主;青龙者,宣发之方,以麻黄为主;白虎者,收重之方,以石膏为主;朱鸟者,清滋之方,以鸡子黄为主;玄武者,温渗之方,以附子为主。此六方者,为六合之正精,升降阴阳,交互金木,既济水火,乃神明之剂也。"说明了在对方剂命名时不仅仅是单纯地借鉴了六神之名,更进一步说明了命名时还考虑到各方剂的主要药物以及主要功效,用六神之特性进行类比,从而进行命名。

对此,明代医家方有执持二论合一的观点,他在《伤寒论条辨》中说:"白虎者,西方之金神,司秋之阴兽,虎啸谷风冷,凉生酷暑消。神于解秋,莫如白虎。知母石膏辛甘而寒,辛者金之味,寒者金之性,辛甘且寒,得白虎之体焉,甘草粳米,甘平而温,甘取其缓,温取其和,缓而且和,得伏虎之用焉。饮四物之成汤,来自虎之嗥啸,阳气者以天地之疾风名也,汤行而虎啸者同气相求也。虎啸而风生者,同声相应也。风生而热解者,物理必至也。抑尝以此合大小青龙真武而论之。四物者,四方之通神也,而以命方,盖谓化裁四时,神妙万世,名义两符,实自然而然者也。方而若此,可谓至矣。"他的这一观点,正是说明白虎汤的命名,综合考虑了六神中白虎的特性与方剂的特性,将二者进行类比,从而借用白虎之名为方剂命名。

张仲景本人是儒生,采纳了前代的道教医学成果,但是也正因为他的儒生身份,使得他淡化了对道教思想的传承,更多的是采用方剂的主要药物或者是全部药物的名字来对方剂加以重新命名。另一方面,张仲景为东汉末期人,而此时由太平道道士张角、张梁兄弟领导的黄巾起义刚刚被曹操镇压下去,曹操吸取了此次起义的教训,加强了对道教的打击和对方士的控制及利用,以防止他们谋反。在这样的社会环境下,恐张仲景心存畏惧,为避嫌,撰《伤寒杂病论》时引《汤液经法》方而避其道家旧称。据钱超尘先生《仲景任长沙太守考》文中认为,约于建安七年,荆表乃任仲景为长沙太守,而《后汉书》《三国志》失载。如此为史实,张仲景就更不敢与道教有染。所以自序中未云医方承袭之处。仅云"博采众方",所引《汤液经法》之方,也就以删去有道家特色的方名为好。这就与陶弘景所说的"张机撰《伤寒论》避道家之称,故其方皆非正名也,但以某药名之,以推主为识耳"相契合。对于更改方名的原因,可能还有另一种原因,当时以药名代方名已流行:马王堆汉墓出土医书《五十二病方》,是现存最早的方书,其中医方尚无方名,到《黄帝内经》时已记有"铁落饮""左角发酒""泽泻饮"等方,出现以药名命方名。西汉初年,医家淳于意二十五例"诊籍"中已记有"苦参汤""半夏丸"等方名,这说明西汉前后,方剂多命有名称,而多以方中某药命方名,张仲景随其时尚,改《汤液经法》旧有方名,以方中主要药物代替旧有道家医方名称,如改小青龙汤为麻黄汤,改小朱鸟汤为黄连阿胶汤等。

综上所述,可知白虎汤的命名,实际上是来源于古代中国道教的四方之神名,同时,又结合了方剂的药物组成以及功效等特点。由于张仲景本人或者当时社会的原因,使得《伤寒论》中的方剂未按照道教医学中的原方命名,但这并不能否认白虎汤的名字来源于道教"四神"。因此,不应将后世医家对于白虎汤命名原因的两种观点视为对立,而是应该将二者结合为一体看待方为合适。

三、药物组成

知母六两,石膏一斤(碎,绵裹),甘草二两(炙),粳米六合。

四、使用方法

上四味,以水一斗,煮米熟汤成,去滓,温服一升,日三服。

五、方歌

阳明白虎辨非难,难在阳邪背恶寒,

知六膏斤甘二两,米加六合服之安。(《长沙方歌括》)

第二节　经方集注

伤寒脉浮,发热无汗,其表不解,不可与白虎汤。渴欲饮水,无表证者,白虎加人参汤主之。(170)

柯　琴

白虎汤治结热在里之剂,先示所禁,后明所用,见白虎为重,则不可轻用也,脉浮发热无汗,麻黄证尚在,即是表不解,更兼渴欲饮水,又是热入里,此谓有表里证,当用五苓,多服暖水发汗矣,若外热已解,是无表证,但渴欲饮水,是邪热内攻,热邪与元气不两立,急当救里,故用白虎加人参以主之,若表不解而妄用之,热退寒起,亡可立待矣。(《伤寒来苏集》)

伤寒脉浮滑,此以表有热,里有寒,白虎汤主之。(176)

成无己

浮为在表,滑为在里。表有热,外有热也;里有寒,有邪气传里也。以邪未入腑,故止言寒,如瓜蒂散证云:胸上有寒者是矣。与白虎汤,以解内外之邪。(《注解伤寒论》)

柯　琴

此条论脉而不及证,因有白虎汤证,而推及其脉也,勿只据脉而不审其证,脉浮而滑为阳,阳主热,《内经》云,脉缓而滑曰热中,是浮为在表,滑为在里,旧本作里有寒者误,此虽表里并言,而重在里热,所谓结热在里,表里似热者也。(《伤寒来苏集》)

三阳合病,腹满身重,难以转侧,口不仁,面垢,谵语遗尿,发汗则谵语,下之则额上生汗,手足逆冷。若自汗出者,白虎汤主之。(219)

成无己

腹满身重,难以反侧,口不仁谵语者,阳明也。《针经》曰:少阳病甚则面微尘。此面垢者,少阳也;遗尿者,太阳也。三者以阳明证多,故出阳明篇中。三阳合病,为表里有邪,若发汗攻表,则燥热益甚,必愈谵语;若下之攻里,表热乘虚内陷,必额上汗出,手足逆冷;其自汗出者,三阳经热甚也。《内经》曰:热则腠理开,荣卫通,汗大泄,与白虎汤,以解内外之热。(《注解伤寒论》)

张隐庵

此言三阳合病于太阴,不宜汗下,宜从里阴而发越于外也。三阳合病,在太阴所主之地中,外肌腠而内坤土,是以见在内之腹满,在外之身重。《经》云:少阳是动病,不能转侧。难以转侧者,病少阳之气也。《经》云:浊气出于胃,走唇舌而为味。阳明之脉起于鼻,交頞中,口不仁,面垢者,病阳明之气也。或曰:面垢者,少阳也,乃少阳面微有尘之义亦通。谵语者,太阳合神气而虚于上;遗尿者,下挟膀胱而虚于下也。此三阳之气合病于太阴所主之地中,宜从里阴而发越三阳之气于外。若发汗则伤其心主之神血而谵语,下之则逆其中土之阳气而额上生汗,土气不达,故手足逆冷。若自汗出者,乃太阴湿土蒸发阳气外出,故宜白虎汤从里阴而清达三阳之气于肌表,土气升而阳气外达矣。按石膏质重入里,纹理似肌,主从里以达肌;甘草、粳米助

其中土,知母内黄白而外皮毛,主从里阴而中土,中土而皮毛,则三阳邪热俱从太阴而出矣。(《伤寒论集注》)

柯 琴

此本阳明病,而略兼太、少也,胃气不通,故腹满。阳明主肉,无气以动,故身重。难以转侧者,少阳行身之侧也。口者,胃之门户。胃气病,则津液不能上行,故不仁。阳明则颜黑,少阳病则面微有尘,阳气不荣于面,故垢。膀胱不约为遗溺遗尿者,太阳本病也。虽三阳合病,而阳明证多,则当独取阳明矣。无表证则不宜汗,胃未实则不当下。此阳明半表里证也,里热而非里实,故当用白虎,而不当用承气。若妄汗则津竭而谵语,误下则亡阳而额汗出,手足厥也。此自汗出,为内热甚者言耳,接遗尿句来。若自汗而无大烦大渴证,无洪大浮滑脉,当从虚治,不得妄用白虎,若额上汗出,手足冷者,见烦渴、谵语等证,与洪滑之脉,亦可用白虎汤。(《伤寒来苏集》)

方有执

阳明主胃,胃主肌肉而通窍于口。不仁,胃不正而饮食不利便,无口之知觉也。然则腹满身重。不仁谵语,阳明也。《灵枢》曰:足少阳之正,上肝贯心以上,挟咽出颐颔中,散于面。故又曰:是动则病口苦,善太息,心胁痛,不能转侧,甚则面微有尘,垢亦尘也。遗尿,太阳膀胱不约也。故曰三阳合病,五合之表里俱伤也。发汗则偏攻太阳。邪并于阳明,而谵语益甚。下则偏攻阳明,不惟阴虚,而阳亦损,故手足逆冷,而额上生汗。生,不流也,是则汗下皆不可也。自汗者邪遍三阳,热搏五合,卫疏而表不固,荣弱而里不守也。夫汗下既皆不可,和之于少阳,则亦偏于一而非所宜。是故白虎者,能解秋而彻表里之热,所以又得为三阳通该之一解也。然病属三阳,治又不从阳明,而类阳明篇者,一则阳明居多,二则阳明属土,土者万物之所归,而病之吉凶生死机焉。所以归重于阳明而入其类例,此又叔和之深意也。(《伤寒论条辨》)

伤寒,脉滑而厥者,里有热,白虎汤主之。(350)

成无己

滑为阳厥,气内陷,是里热也,与白虎汤以散里热也。(《注解伤寒论》)

柯 琴

脉微而厥为寒厥,脉滑而厥为热厥,阳极似阴之证,全凭脉以辨之。然必烦渴引饮,能食而大便难,乃为里有热也。(《伤寒来苏集》)

罗 美

邪入阳明,故反恶热;热越,故汗出;因热邪烁其津液,故渴欲饮水;邪盛而实,故脉洪大;半犹在经,故兼浮滑。然火炎土燥,终非苦寒之味所能治。《经》曰:甘先入脾,又曰:以甘泻之。以是知甘寒之品乃泻胃火、生津液之上剂也。石膏甘寒,寒胜热,甘入脾,又质刚而主降,备中土生金之体,色白通肺,质重而含脂,具金能生水之用,故以为君。知母气寒主降,苦以泻肺火,辛以润肾燥,故为臣。甘草为中宫舟楫,能土中泻火,寒药得之缓其寒,使沉降之性皆得留连于胃。粳米气味温和,禀容平之德,作甘稼穑。得二味为佐,阴寒之物庶无伤损脾胃之虑也。煮汤入胃,输脾归肺,水精四布,大烦大渴可除矣。白虎为西方金神,取以名汤,秋金得令而炎暑自解矣。更加人参,以补中益气而生津,协合甘草、粳米之补,承制石膏、知母之寒,泻火而土不伤,乃操万全之术者。(《古今名医方论》)

张锡纯

方中重用石膏为主药,取其辛凉之性,质重气轻,不但长于清热,且善排挤内蕴之热息息自毛孔达出也。用知母者,取其凉润滋阴之性,既可佐石膏以退热,更可防阳明热久者之耗真阴也。用甘草者,取其甘缓之性,能逗留石膏之寒凉不至下趋也。用粳米者,取其汁浆浓郁能调石膏金石之药使之与胃相宜也。药止四味,而若此相助为理,俾猛悍之剂归于和平……真无尚良方也。

石膏其性凉能散,有透表解肌之力,为清阳明胃腑实热之圣药,无论内伤、外感用之皆效,即他脏有实热者用之亦效。《神农本草经》原谓其微寒,其寒凉之力远逊于黄连、龙胆草、知母、黄柏等,而其退热之功效,则远过于诸药……其性尤纯良可知……盖石膏生用以治外感实热,断无伤人之理,且大胆用之,亦断无不退热之理,盖诸药之退热,以寒胜热也,而石膏之退热,逐热外出也。(《医学衷中参西录》)

吴鞠通

按白虎剽悍,邪重非其力不举,用之得当,原有立竿见影之妙,若用之不当,祸不旋踵。懦者多不敢用,未免坐误事机;孟浪者不问脉证之若何,一概用之,甚至石膏用至斤余之多,应手而效者固多,应手而毙者亦复不少。皆未真知确见其所以然之故,故手下无准的也。(《温病条辨》)

第三节 类方简析

白虎汤为临床中常用方剂,后世对其的发展较多,其类方有白虎加人参汤、白虎加桂枝汤、白虎加苍术汤、竹叶石膏汤、王氏清暑益气汤、化斑汤、清瘟败毒饮、玉女煎等,下面对其进行逐一分析。

一、白虎加人参汤

组成:知母六两,石膏一斤(碎,绵裹),甘草二两(炙),人参三两,粳米六合。

主治:发热、汗出,舌上干燥而烦而口渴甚,或大烦渴不解,喜冷饮,伴见时时恶风或背微恶寒等症。

鉴别:《伤寒论》认为白虎加人参汤主治阳明里热证兼有津气两伤。太阳中风汗不得法而导致大汗出,或者太阳病误用吐法、下法,已无表证,却由于汗、下、吐后伤了阳明胃中的津液,再加上热邪内陷于阳明气分,热邪扰心,所以出现大烦的症状,津气两伤,气化受到影响故口渴严重而且喝水不得解其渴。里热蒸腾,鼓动气血,故脉洪大。如果兼有热盛而且气阴受损,脉道营血减少,所以洪大之脉按之反现芤象。所以要用白虎加人参汤以清热益气生津。在《金匮要略》中白虎加人参汤主治暍病与消渴,暍病和现在的中暑相似,病机主要是伤暑热盛兼有气津两伤。《金匮要略》中的消渴病机则是肺胃热盛兼有津气两伤。暑为热邪性升散,耗气伤阴,侵犯人体则出现营液受损、耗伤气的证候,汗出也是由于暑热迫津外泄引起,而其中的恶寒是由于阳明热盛腠理空疏所致。消渴则是由于肺胃热盛伤及津液,出现渴欲饮水、口干舌燥等症。

使用注意:《伤寒论》中第 170 条明言"渴欲饮水,无表证者,白虎加人参汤主之"。说明表证时不可治里,当先解表。

方歌:服桂渴烦大汗倾,液亡肌腠涸阳明,

膏斤知六参三两,二草六粳米熟成。(《长沙方歌括》)

二、白虎加桂枝汤

组成:知母六两,甘草二两(炙),石膏一斤,粳米二合,桂枝(去皮)三两。

主治:凡外感风寒,邪热入里,里热炽盛,而表邪未尽,热多寒少,症见发热恶寒,头身疼痛,自汗出,口渴引饮,舌红少津,脉洪数者,皆可用白虎加桂枝汤加减治疗。

鉴别:《金匮要略》此方是为"温疟"而设。疟疾的发生主要是感受"疟邪",但其发病与正虚抗邪能力下降有关,诱发因素则有外感风寒、暑湿,或饮食劳倦等,其中尤以暑湿诱发的最多见。由于感受外邪不同,或体质有所差异,可表现为不同的病理变化。一般感染疟邪之后,邪气伏藏于半表半里之间,邪正相争,则表现为先寒战,继而发热,终则汗出而解。这种寒热发作有时者,称为正疟,最为多见。若素体阳虚寒盛,或感寒湿诱发的,则表现为寒多热少的"寒疟";若素体阳热偏盛,或感受暑热而发的,则表现为热多寒少的"温疟"。其脉象当和平时常见的温疟脉象一致,多见弦数,"身无寒但热"是强调温疟偏热盛,相对而言,患者发热重而恶寒轻或不恶寒。"骨节烦疼"说明表证未解,但邪已入里化热并伤胃气,故时时呕吐。治疗用白虎汤清热生津止呕,加桂枝以解表邪。

使用注意:原方中并未指出明确禁忌证,我们可根据其主治推测,当有外感风寒,尚未入里化热,或热少寒多者不适用。

方歌：白虎原汤论已详，桂加三两另名方，

无寒但热为温疟，骨节烦疼呕又妨。(《金匮方歌括》)

三、白虎加苍术汤

组成：知母六两，甘草二两(炙)，石膏一斤，苍术三两，粳米三两。(《类证活人书》)

主治：主治湿温病。身热胸痞，汗多，舌红，苔白腻者；湿温，两胫逆冷，胸腹满，多汗，头目痛，苦妄言，其脉阳濡而弱，阴小而急；伤寒发汗不解，脉浮者；湿温证，憎寒壮热，口渴，一身尽痛，脉沉细者；湿热证，壮热口渴，自汗身重，胸痞，脉洪大而长者；疹毒烦热渴泻者。

使用注意：本病虽有暑热盛于内，但未成腑实者，多不用下法，但如有热结肠腑，亦当用之。因暑多挟湿患，故本病治疗中当慎用滋腻之品，以防助湿而致病势缠绵。

四、竹叶石膏汤

组成：竹叶二把，石膏一斤，半夏半升(洗)，麦冬一升(去心)，人参二两，甘草二两(炙)，粳米半升。

主治：清热和胃，益气养阴；伤寒热病后期，身体虚弱消瘦，发热或低热不退，汗出，心烦口渴，少气懒言，声低息微，乏困无力，气逆欲吐，小便短赤，舌红少苔，脉虚细数等。

鉴别：有两种观点，第一种是余热未清，气阴两伤。吕震名在其《伤寒寻源》中认为，该方证系肺胃之津液因病热而受伤，本方可滋养肺胃，以复阴气而清余热。其特别提到，本方用半夏，是取其平逆之功。吴坤安的《伤寒指掌》与吕震名认识类似，认为该证是因津液不足，虚火上炎，而致气逆欲吐。气逆欲吐是因余热挟胃火上升所致。全国高等中医药院校规划教材《伤寒学》亦持此说。第二种是余热伤及气阴，津液化为痰浊。此说的医家较持上述观点者为多。尤在泾认为本病证大邪虽解，元气未复，余邪未尽，气不足则生痰，热不除则上逆，着重在"气不足而生痰"之上。沈金鳌认为，其病源

于身中津液为余热所耗,余邪复挟津液滋扰,着重在"热邪炼津而成痰"之上。

伤寒解后,余热未清,可伤及元气,如李东垣所言"火与元气不两立,火胜则乘其土位",故而"虚羸少气";余热可炼津成痰,气不足无以运化水谷亦可生痰,痰阻中焦,气机升降失司而"气逆欲吐"。除了从临床表现分析其病机外,还可从所用药物反推。本方最终目的在生津,可益气生津如人参、麦冬,可清热生津如竹叶、石膏,可除痰生津如半夏。诚如张璐所言:"(竹叶石膏汤)通津涤饮为先,奥义全在乎此。若浊饮不除,津液不致。"因此,本证病机归根结底以气津两伤为主,痰热内扰为次。

使用注意:原文未明确指出禁忌,但从此方本义可知,原方为伤寒热病后期,余热未清,气虚阴伤,胃虚气逆之良方,故用药时需注意清热之品的用量和患者身体虚弱的程度。

方歌:三参二草一斤膏,病后虚羸呕逆叨,

粳夏半升叶二把,麦门还配一升熬。(《长沙方歌括》)

五、王氏清暑益气汤

组成:西洋参5g,石斛15g,麦冬9g,黄连3g,竹叶6g,荷梗15g,知母6g,甘草3g,粳米15g,西瓜翠衣30g。

主治:暑热气津两伤证。身热多汗,心烦口渴,体倦少气,精神不振,小便短赤,舌质红,舌苔薄白或薄黄而干,脉虚数。

鉴别:暑热伤人,故见身热心烦,尿赤脉数;热蒸于内,腠理开而液外泄,故见多汗;暑为阳邪,最易伤津耗气,加之多汗,津伤气耗更重,故见口渴喜饮,体倦少气,精神不振,脉虚等。本证病机为暑热尚盛但气津两伤,治宜清暑益气与养阴生津合法。

使用注意:王氏清暑益气汤以清热祛暑配伍益气生津药,清补并用,邪正两顾,故当在暑热尚盛(邪实),但已出现气津两伤(正虚)时运用,若正气未虚,暑热初起阳明、以湿热为主者或暑热已去时,应注意根据病情病势灵活加减。在符合本证病机的前提下,又当具体加减变换用药与用量。如在

秋冬季节,方中偏于寒凉的药物,应当遵循《素问·六元正纪大论》记载的
"用寒远寒,用凉远凉,用温远温,用热远热,食宜同法……所谓时也"的理论
指导,这都是治病和养生应顺应的自然法则。因此在寒冷季节,本方的用量
不可过大,或可酌情将本方苦寒药物换作其他功效相似的平和药代替亦不
失为一种灵活变通之法。

方歌: 王氏清暑益气汤,暑热气津已两伤。

洋参麦斛粳米草,翠衣荷连知竹尝。(《方剂学》)

六、化斑汤

组成: 生石膏一两(捣细),知母四钱,生甘草三钱,玄参三钱,犀角二钱,
白粳米一合。

主治: 气营(血)两燔,症见发热,或身热夜甚,目赤,心烦躁扰,口渴喜饮
或不渴,外透斑疹,色红,脉数等。

使用注意: 对于斑疹的治疗,自清开始医家多忌用柴胡等升提之药,大
多数医家认为温病多见于春夏发生之候,天地之气,有升无降,而柴胡可升
提少阳之气,使血上循清道而致衄,或导致下竭上厥,或肺受热毒之熏蒸而
呛咳,或心神受升提之气摧迫而昏痉。叶天士作为温病学派的重要代表人
物,在《幼科要略》中提到"大方疟症,须分十二经,与咳症相等。若幼科庸
俗,但以小柴胡去参,或香薷、葛根之属,不知柴胡动肝阴,葛根竭胃汁,致变
屡矣"。认为柴胡动肝阴,并就当时医者乱用柴胡的现象讥讽道"大凡目不
识丁之医,只有小柴胡一味"。吴鞠通继承了叶天士的思想,《温病条辨》上
焦篇第16条"太阴温病,不可发汗。发汗而汗不出者,必发斑疹……禁升
麻、柴胡";中焦篇第23条记载"斑疹,用升提则衄,或厥,或呛咳,或昏痉"。
并在下方注释中写道"若用柴胡、升麻辛温之品,直升少阳,使热血上循清道
则衄"。受叶天士等医家学说的影响,后世众多医家紧随其后,对斑疹禁用
柴胡只承不辨,对柴胡望而生畏,造成柴胡在临床斑疹治疗应用中长期受到
冷落。

斑疹除忌升提外,亦禁忌壅补和下法,如果用滋补壅滞的方药进行治

疗,就会导致神志昏乱,然需明确指出的是,若正虚导致斑疹内陷之逆证,出现大汗淋漓,体温骤降,斑疹甫出即隐等,当用补气以托斑疹外透之法,此则不属于禁忌之例。外发斑疹使用攻下法与一般攻下法实有不同,首先要掌握使用攻下法的指征,即阳明证和斑疹内壅之表现悉具,其次是使用攻下法要适可而止,除了只能用缓下之剂外,得下后又不可再下,以免发生内陷之变。

方歌:玄犀加入白虎中,汤号化斑又不同。

热淫于内咸寒治,佐以苦甘成大功。(王馨然《新增温病条辨汤头歌诀》)

七、清瘟败毒饮

组成:余霖根据自己的临证经验,通过调整石膏、生地黄、犀角、黄连的剂量,将本方分为大、中、小之剂,共由 14 味药物组成,生石膏大剂 6 ~ 8 两(180 ~ 240g)、中剂 2 ~ 4 两(60 ~ 120g)、小剂 8 钱至 1 两 2 钱(24 ~ 36g),生地黄大剂 6 钱至 1 两(18 ~ 30g)、中剂 3 ~ 5 钱(9 ~ 15g)、小剂 2 ~ 4 钱(6 ~ 12g),乌犀角(水牛角代)大剂 6 ~ 8 钱(18 ~ 24g)、中剂 3 ~ 4 钱(9 ~ 12g)、小剂 2 ~ 4 钱(6 ~ 12g),真川连大剂 4 ~ 6 钱(12 ~ 18g)、中剂 2 ~ 4 钱(6 ~ 12g)、小剂 1 钱至 1 钱半(3 ~ 4.5g),生栀子、桔梗、黄芩、知母、赤芍、玄参、连翘、竹叶、甘草、牡丹皮(以上十味原书无用量)。

主治:温病气血两燔。症见大热渴饮,头痛如劈,干呕狂躁,谵语神昏,或发斑,或吐血、衄血,或四肢抽搐,或厥逆,舌绛唇焦,脉沉细而数,或沉数,或浮大而数。

鉴别:疫疹为感受外来具火热之性的疫疠毒邪所致,具有传染性,属于"热疫、热毒斑疹"类疾病。余霖提出"疫既曰毒,其为火也明矣……火之为病,其害甚大,土遇之而赤,金遇之而熔,木遇之而燃,水不胜火则涸"。余霖师古而不泥古,在继承吴又可"邪从口鼻而入"及"邪伏膜原"的思想下,又提出火热毒邪从口鼻而入后,多盘踞于肺胃之地,突出强调火热毒邪与胃及十二经的关系。余霖认为,生理条件下,胃为十二经之海,全身上下十二经皆朝宗于胃,胃通过十二经敷布营养于全身;病理条件下,火毒入胃,势必也敷布于十二经,戕害百骸,遂症可见发热恶寒、头痛如劈,狂躁烦心,口干咽痛,身热肢冷,错语不眠,舌刺唇焦,吐血衄血,热甚发斑,脉浮大而数、沉而数或沉细而数等。

方解:方中重用生石膏直清胃热。因胃乃水谷之海,十二经的气血皆源于胃,所以胃热清则十二经之火自消。石膏配知母、甘草是白虎汤,有清热保津之功,加连翘、竹叶,轻清宣透,驱热外达,可以清透气分表里之热毒;再加芩、连、栀子(即黄连解毒汤)通泄三焦,可清泄气分上下之火邪。诸药合用,目的在大清气分之热。乌犀角、生地黄、赤芍、牡丹皮共用,为犀角地黄汤,专于凉血解毒,养阴化痰,以清血分之热。连翘、生甘草、栀子、黄芩、竹叶共组,为凉膈散,泻火通便,清上泻下。以上四方合用,则气血两清的作用尤强。此外,玄参、桔梗同用,清润咽喉,治咽干肿痛。

使用注意:方中石膏、生地黄、乌犀角、黄连的用量宜大,应根据热疫之轻重选定。临床使用本方,常根据兼证的不同予以加减变化;因犀角为保护动物,犀角价高难得,现以水牛角替代。

方歌:清瘟败毒地连芩,丹膏栀草竹叶并;

　　　　犀角玄翘知芍桔,清热解毒亦滋阴。(《方剂学》)

八、玉女煎

组成:生石膏三五钱,熟地黄三五钱或一两,麦冬二钱,知母、牛膝各钱半。

主治:张景岳谓其"治水亏火盛,六脉浮洪滑大,少阴不足,阳明有余,烦热干渴,头痛,牙疼,失血等症",并盛赞其功效"如神,如神",由此可见,张景岳玉女煎原方乃为阳明胃火有余,少阴肾水不足之证而设。中医认为:"齿为骨之余,龈为胃之络。"说明牙齿和齿龈,与足阳明胃和足少阴肾的关系至为密切。阳明胃经之脉上行头面,入上齿中,故阳明胃火有余,循经上攻,则可见头痛、牙痛;若胃火上炎,灼伤龈络,则可见齿龈肿痛、出血;热扰心神则见心烦;若胃热日久,热耗少阴肾精,水亏难以上养,则可见烦热干渴,牙齿疼痛而摇。阳明与少阴同病,故治当清泻阳明与滋养肾阴同用治。

使用注意：本方所用药物，多阴柔滋腻，过于寒凉，易伤脾胃阳气，有碍脾胃运化之功，故"大便溏泻者，乃非所宜"。

临证加减：张景岳论及本方的加减法时指出："火之盛极者，加栀子、地骨皮之属亦可。如多汗多渴者，加北五味十四粒。如小水不利，或火不能降者，加泽泻一钱五分，或茯苓亦可。如金水俱亏，因精损气者，加人参二三钱尤妙。"

方歌：玉女石膏熟地黄，知母麦冬牛膝襄，

肾虚胃火相为病，牙痛齿衄宜煎尝。（《方剂学》）

第二章 临床药学基础

第一节 主要药物功效与主治

本方由石膏、知母、粳米、甘草四味药物组成，石膏用量最重，被誉为"寒剂之祖方"，其药味虽少，但组方合理、配伍严谨，药效得到后世医家推崇。

一、甘草

甘草主治羸瘦。兼治咽痛、口舌糜碎、心悸、咳嗽以及慢性病的躁、急、痛、逆诸症。

甘草用于瘦人，古时候就有这个经验。《神农本草经》记载甘草能"长肌肉"。《伤寒论》中凡治疗大汗、大下、大吐以及大病以后的许多病症的方剂，大多配合甘草。吐下汗后，气液不足，必形瘦肤枯。唐代的著名方书《外台秘要》就记载用小便煮甘草数沸服，治疗成人羸瘦。《证类本草》记载用甘草粉蜜丸，可以治小儿羸瘦。日本筑后市国立疗养所安德恭演医生研究证实甘草中的甘草甜素有延缓肌肉营养不良发展的效果。羸瘦，可以看作是使用甘草的客观指征之一。以羸瘦为主要特征的疾病，如肺结核、慢性肾上腺皮质功能减退症、慢性肝炎、肝硬化、艾滋病等，可大量使用甘草。

咽痛，张仲景多用甘草。《伤寒论》《金匮要略》中治咽痛有 8 张处方，其中 7 张方含有甘草。尤其是《伤寒论》明确提出："少阴病二三日，咽痛者，可与甘草汤。"提示咽痛是甘草主治。这种咽喉的疼痛感，多伴有干燥感、热灼感局部多充血、红肿。后世治疗咽痛的复方中,也大都含有甘草,如《圣济总录》以单味甘草治疗热毒肿,舌卒肿起,满口塞喉,气息不通,顷刻杀人。《小儿药证直诀》用甘草蜜炙,桔梗在米泔水中浸泡一夜,煎服,又加阿胶,治疗喉痛。后世的玄麦甘桔汤,用甘草、桔梗、玄参、麦冬同用,疗慢性咽痛也有效果。岳美中先生曾治疗一例患者咽喉痛如刀刺,曾用西药无效,局部不红不肿,与服生甘草、熟甘草,服二日,其痛即失。其医案载于《岳美中医话集》。《伤寒论》有"咽喉干燥者,不可发汗"(83条)的记载,可知咽喉干燥疼痛者,必无作汗之资,由此可以推测其人与麻黄证不同,必定体形瘦削、身热易汗、肌肉坚紧、舌质红者。以咽喉、口舌疼痛为特征的疾病,如急性咽喉炎、喉头水肿、口腔黏膜溃疡、白塞病等。

甘草可治口腔黏膜病。《金匮要略》甘草泻心汤,是治疗"蚀于喉为惑,蚀于阴为狐"的狐惑病的专方,现在用于治疗复发性口腔溃疡、白塞病。现代名中医赵锡武先生用此方加生地黄治疗口腔与外阴溃疡,甘草生用量达30g(《赵锡武医疗经验》)。

其实,不仅是口腔黏膜病,即其他黏膜溃疡,也可使用甘草。《千金要方》以蜜炙甘草治阴头生疮。肛裂用甘草水局部湿敷可减轻症状。有报道用甘草流浸膏或用甘草锌胶囊治疗消化性溃疡。对于尿道刺激症状,如尿痛、尿急等,用甘草配合滑石等药物可缓解症状,方如六一散加连翘30g、山栀子10g更好。

咳嗽也是黏膜刺激症状,甘草同样适用。《金匮要略》"大逆上气,咽喉不利,止逆下气者麦门冬汤主之""咳而胸满……时出浊唾腥臭,久久吐脓如米粥者,为肺痈,桔梗汤主之"。《千金方》生姜甘草汤(甘草、生姜、人参、大枣)治疗肺痿咳涎沫不止、咽燥而闷。以上方中均有甘草。唐代的《千金要方》中,有用单味甘草治疗肺痿多痰的记载。宋代方书《圣济总录》中记载,用甘草2两(60g),猪胆汁浸5宿,漉出炙香,研末为丸,内服治疗热性咳嗽。

现代制剂甘草浸膏以及小儿止咳颗粒包括川贝枇杷膏等市售止咳成药,都含有甘草。以咳嗽为主诉的疾病,如急性支气管炎、慢性支气管炎、咽喉炎、肺结核等,都可以配伍甘草。甘草可配伍桔梗、柴胡、黄芩、麦冬等,方如桔梗汤、小柴胡汤、麦门冬汤。

单味甘草治疗心悸,在《本草纲目》上就有记载。《伤寒论》中以甘草配合桂枝,治疗发汗过多以后,患者出现的心悸。所谓"发汗过多,其人叉手自冒心,心下悸,欲得按者"(64条)。是使用大量发汗药物以后,患者汗出过多以后出现的心悸。对"脉结代,心动悸"者,用甘草配伍桂枝、地黄、麦冬、阿胶等,方如炙甘草汤。以心动悸为主诉的疾病,如期前收缩、心动过缓、窦房结综合征、心肌炎、心脏瓣膜病、心房纤颤等,常配桂枝、茯苓、人参等,代表方是炙甘草汤。

杂病多见躁、急、痛、逆诸症。此躁,为情绪不安定,变化无常、烦躁、多动,如甘麦大枣汤证的脏躁。此急,为急迫、挛急、拘急之证,如芍药甘草汤证的脚挛急。此痛,为一种挛急性、绞窄样、紧缩性的疼痛,如茯苓杏仁甘草汤证的胸痹、甘草粉蜜汤证的心痛等。此逆,为吐逆、冲逆、气逆,如橘皮竹茹汤证的哕逆、桂枝甘草汤的气上冲等。以上证候的发生,多见于形瘦肤枯、舌淡脉细者。如体胖浮肿、舌苔厚腻者,甘草应慎用,尤其不可过量,否则易于出现胸满、浮肿加重、头晕等。

甘草还是古代救治食物中毒或药物中毒者的主要药物。唐代名医孙思邈说"大豆解百药毒,尝试之不效,乃加甘草,为甘豆汤,其验更速"。传统认为甘草能解乌头、附子、胆南星、半夏、马钱子以及一支蒿的毒。实验证明,甘草对组胺、水合氯醛、升汞、河豚毒、蛇毒、白喉毒素、破伤风毒,均有解毒作用。从张仲景用药来看,使用麻黄、附子、乌头等有毒中药,经常配伍甘草,这无疑是有道理的。

另外,后世还将甘草用于外科感染性疾病。清代名医王孟英治疗一例腹股沟疮毒,患者发热、呕吐、胯间痛不可当,用生甘草一两(30g)、金银花六两(180g)、皂角刺五钱(15g),水煎和酒服之,一剂减其势,再剂病若失。外科常用的治疗脱疽的四妙勇安汤,即为甘草30g,当归30g,玄参90g,金银花90g。对于外科的应用,张仲景没有述及。

综上所述,甘草证以体形羸瘦为客观指征,主治病症以干枯性(羸瘦)、痉挛性(肌肉痉挛、绞痛)、刺激性(咽痛、黏膜溃疡)、躁动性(心悸、脏躁)、突发性(中毒、外科感染)为特点。

二、石膏

石膏为硫酸盐类矿石。《神农本草经》谓本品主"中风寒热,心下逆气惊喘,口干舌焦,不能息,腹中坚痛,除邪鬼"。白虎汤中石膏用量既是最大剂量方,又是最简方。

石膏主治身热汗出而烦渴、脉滑数或浮大、洪大者。

身热,有高热,也有身体自觉发热,还有畏热喜凉,喜饮冰凉食物者。

汗出,即张仲景所谓的"自汗出"。其特点一是量多,常常汗出湿衣,或者反复出汗;二是身体伴有热感,患者不恶寒反恶热,同时,患者伴有烦躁不安以及强烈的渴感,脉象必定滑或洪。张仲景特别指出"发热无汗,其表不解,不可与白虎汤"。汗出,也是古代许多石膏方的主治病证,如《肘后方》石膏甘草散,两药等分为末,以米浆送服,治大病愈后多虚汗。《伤寒总病论》则用于治疗湿温多汗,妄言烦渴。《普济方》也用石膏、甘草治疗"暴中风,自汗出如水者"。

烦渴,也称大渴。石膏多配知母、人参。《伤寒论》形容这种所谓的"大烦渴"时这样描述"大渴,舌上干燥而烦,欲饮水数升"(168条)。舌上干燥,为舌苔干燥缺乏津液,有的如砂皮,或干焦,是渴感的客观指征,欲饮水数升,为患者能大量喝水,提示渴感的强烈程度。与大渴相伴的,是大汗以及脉象洪大。如白虎加人参汤就主治"大汗出后,大烦渴不解,脉洪大者"(26条)。日本古方家吉益东洞认为石膏的主治是烦渴,他说:"凡病烦躁者,身热者,谵语者,及发狂者,齿痛者,头痛者,咽痛者,其有烦渴之证也,得石膏而其效核焉。"

脉滑数,为脉来流利,动数圆滑易得,脉率快,多见于高热患者。浮大、洪大为脉来浮露易得,多见于羸瘦之人或汗出过多或出血之时。

使用大剂量石膏的客观指征有如下三点:①面白而皮肤憔悴:虽身热汗出,但无健康时的红光,而现憔悴之态。临床可见,黄胖人则多身体困重、脉象沉迟;黑胖人则不易汗出,均少石膏证,可以鉴别。②舌面干燥,舌苔薄:大量的出汗,导致体内水分的大量丢失,故出现舌面干燥,患者肠胃内无有形的积滞物,故舌苔薄。如舌苔湿润或厚腻,均非石膏主治。③脉形浮大、洪大:因为只有这种脉象的人,才能出现大渴、大汗出,并出现烦躁不安、易于兴奋等证。如果脉象沉微,则必精神萎靡、畏寒无汗,与石膏证恰恰相反。

另外,《伤寒论》在白虎汤主治中两次提到"腹满",此腹满与大黄、厚朴、枳实所治的腹满是完全不同的。彼为肠胃有形积热,而此为无形气热,故腹皮较急而按之缺乏底力。

石膏所治的多汗,和黄芪所治疗的多汗不同。黄芪所治疗的多汗多伴有浮肿、面色黄;石膏所治疗的多汗多伴有烦渴感和身热感。简单地说,黄芪治汗出而肿,石膏治汗出而渴。黄芪证的汗出不烦,石膏证的汗出必烦。石膏所治的多汗,与桂枝所治疗的多汗也不同。桂枝所治的多汗多伴有心悸、腹痛等,是悸汗、虚汗,石膏所治的多汗多伴有烦渴、身热等,是烦汗、热汗。而且,两者在脉象上有明显的区别。石膏证脉滑而数,桂枝证脉缓而迟。

石膏的大渴,与白术、茯苓所治的口渴不同。石膏所主治的口渴,其渴感不仅仅是自我感觉,而且并能大量喝水,甚至喜渴冷饮,而不是像白术、茯苓、泽泻证的口渴,为渴而不欲饮水,或虽饮不多且喜热饮。另外,舌象也不同。石膏舌苔干燥或焦,白术、茯苓舌苔薄白而润,舌体胖大,边有齿痕。

三、知母

知母为百合科植物知母的根茎。《神农本草经》谓本品主"消渴,热中,除邪气,肢体浮肿,下水,补不足,益气"。

知母主治汗出而烦。身热口燥渴,脉浮大者,配石膏、人参;骨节疼痛,配桂枝、石膏;身体羸瘦、独足肿大者,配桂枝、芍药、附子、麻黄等;身体羸瘦,心烦意乱者,配百合;虚烦不得眠,配酸枣仁、甘草。所谓汗出而烦,指其人或自汗,或盗汗,或出黄汗,同时心烦不安,甚至不得眠。知母所治的此种心烦与大黄、黄连、栀子所主的烦不同。大黄之烦,因腹中结实,痛闭而烦,黄连之烦因心下痞痛,悸而烦;栀子之烦,因胸中窒塞、舌上有苔而烦,皆有结实之证。而知母之烦,肠胃之中无有形邪气,临证无痛窒症状,故称之为

"虚烦"。

使用知母,可注意以下客观指征:①身体羸瘦,桂枝芍药知母汤证比较强调这个指征。身体羸瘦而脚肿如脱,肿在一处,全身反瘦,所谓"独足肿大",就可以使用知母。酸枣仁汤证的虚劳,本有"面色薄""酸削不能行"等证,故也属羸瘦之列。②舌红苔薄,瘦人舌本红,加有汗出而心烦,则更当红,苔薄,示肠胃中无有形积热。

第二节 主要药物的作用机制

一、石膏

石膏,始见于《神农本草经》。辛、甘,微寒。归肺、胃经。

1. 汉代,主治气分实热证

《神农本草经》曰"主中风寒热,心下逆气,惊喘,口干舌焦,不能息,腹中坚痛,除邪鬼,产乳,金疮"。《金匮要略》中越婢汤,用麻黄、石膏、生姜、大枣、甘草以治疗风水夹热证。又用小青龙加石膏汤,用小青龙汤加石膏水煎服,治疗肺胀,咳而上气,烦躁而喘,脉浮者,心下有水,胁下痛引缺盆,其人常倚服,方中石膏清泄肺热,麻黄宣肺平喘,前者寒,后者温,二药相制为用,成为清泄肺热的常用药对。又如麻杏石甘汤,方中用麻黄、杏仁、生石膏、甘草以清宣肺热,平喘,治疗邪热壅肺,发热汗出,喘急、烦渴,苔黄脉数,亦含此意。

2. 魏晋至唐,解肌清热,除烦止渴

《名医别录》言石膏"除时气,头痛,身热,三焦大热,皮肤热,肠胃中膈热,解肌发汗,止消渴烦逆,腹胀,暴气喘息,咽热"。与之年代相接近的《肘后方》(方名见《医心方》卷十二所引之《录验方》)之石膏散。功效止烦止

汗,治疗大病愈后多虚汗,金疮烦闷,湿温多汗,妄言烦渴。至唐代《药性论》,认为石膏"治伤寒头痛如裂,壮热,皮如火燥,和葱煎茶去头痛"。同一时期的《备急千金要方》用石膏之处很多,重点用于解肌清热,除烦止渴。主治范围有所扩大,如卷十三之石膏汤,主治心实热,或欲吐,吐而不出,烦闷喘急头痛。又有《千金》之滑石石膏散(名见《三因极一病证方论》),采用滑石、石膏各等份治疗女劳疸。同时代的《外台秘要》引《深师方》之投杯汤(别名"麻黄石膏汤"),主治久逆上气胸满,喉中如水鸡鸣。

至五代《日华子本草》认为石膏"治天行热狂,下乳,头风旋,心烦躁,揩齿益齿"。较前代增加"下乳"之功用,说明主治范围已经不仅仅是限于解肌清热,除烦止渴,而是有了进一步的扩展。

3. 宋至明,泻三阳之火,治惊风躁狂,热渴

《汤液本草》指出石膏"治足阳明经中热,发热恶热,燥热,日晡潮热"。《用药心法》认为其是"胃经大寒药,润肺除热,发散阴邪,缓脾益气"。在这一时期,石膏主要应用于清热泻火,除烦止渴,治疗范围在前代的基础之上更加广泛,用治脾实热、黄疸、霍乱、小儿夜啼、痈疽、呕吐等实热内盛的疾病。《妇人大全良方》中柴胡石膏汤治疗妊妇伤暑,头痛恶寒,身热躁闷,四肢疼痛,项背拘急,口干燥,其卷十四之石膏汤治妊妇六七个月,伤寒热入腹,大小便秘结不通,蒸热。《本草衍义补遗》曰"软石膏可研为末,醋和,丸如绿豆大,以泻胃火、痰火、食积,殊验"。

《太平圣惠方》载石膏方近40多首,多用石膏清热泻火以治疗实热内盛,其卷十之石膏汤用治伤寒阳痓,通身壮热,目眩头痛。该书第九卷所载同名的石膏汤治疗"伤寒病九日,曾经发汗吐下未解,三焦生热,其脉滑数,昏愦沉重"。

《圣济总录》中以石膏命名之方剂也有多个,应用范围得到扩大,如卷十六之石膏汤主治头痛。卷一一九所载石膏煎,即"凉开三宝"之紫雪的化裁,主治心脾积热,生重舌,及时行阴黄,丹石发动,一切热毒。这里的时行阴黄,当为疫病,丹石多为硫黄等所制,多服久服积热在体内,一旦发动为病,必见高热,神昏,癫狂等危象,急宜重剂清解热毒,以救危亡。本方石膏、滑石等多为寒凉之品,直折火焰,并解郁火,病于是得治。

《素问病机气宜保命集》中的苍术石膏汤,实际上是白虎汤去粳米加苍术用治湿温,身多微凉,微微自汗,四肢沉重。

石膏还用于治疗眼疾、鼻塞、牙痛等五官科疾病,《太平圣惠方》卷三十二石膏散主治肝火热盛,毒攻眼赤,头痛烦渴。《御药院方》卷十之石膏散,石膏(水飞)、龙脑(另研)共为细末,每用少许,鼻内搐之,主治脑热鼻塞,头目昏重。

4.清至民国,外解肌表,内清实热

这一时期,对石膏的认识较前代又有新的进展,《长沙药解》所说石膏"清心肺而除烦躁,泄郁热而止燥渴,疗热狂,治火嗽,止烦喘,清燥渴,收热汗,消热痰,住鼻衄,调口疮,理咽痛,通乳汁,平乳痛,解火灼,疗金疮"。实际上是对前代本草典籍对石膏的记述的总结,而《本草再新》中"治头痛发热,目昏长翳,牙痛,杀虫,利小便"的论述,从外科角度补充了石膏的功效,主治范围得到更进一步的扩展。

值得一提的是,对于历代部分医家所论石膏"大寒"的药性,张锡纯的观点与此相反,他在《医学衷中参西录》中说:"石膏,凉而能散,有透表解肌之力,外感有实热者,放胆用之,直胜金丹。《神农本经》谓其微寒(《神农本草经》:味辛,微寒),则性非大寒可知。且谓其宜于产乳(此当是张锡纯由历代所述之'下乳'一词推定),其性尤纯良可知。"这就不同于许多医家视石膏为猛虎的态度,其理论来源是《神农本草经》原文,一扫前代医家弃《黄帝内经》谈药的研究方式,将尊重原典重新提到首要位置,又以后人之经验推求之,其治学之方式值得肯定。

二、知母

知母,首载于《神农本草经》,列为中品,味苦,性寒,归肺、胃、肾经。主产于河北、山西等地。其中以河北易县的知母最好,习惯称为"西陵知母"。

1.汉、晋至南北朝,补虚,疗伤寒,治疗气分实热

汉代《神农本草经》载,知母"主消渴热中,除邪气,肢体浮肿,下水,补不足,益气"。晋代《名医别录》主治伤寒久疟烦热,胁下邪气,膈中恶(又称客

忤、卒忤。感受秽毒或不正之气,突然厥逆,不省人事。)及风汗内疳。较《神农本草经》的认识有所扩展,但主要阐述疗伤寒及胁下邪气之功能。《本草经集注》曰"治伤寒久疟烦热,胁下邪气,膈中恶"。这一时期,知母主要用于清热与滋阴。如《金匮要略》中的百合知母汤,主治百合病因发汗后,虚热加重,症见心烦口渴,方中百合清心润肺,益气安神,知母滋阴清热并除烦止渴,二药共同润养心肺,除烦安神。知母对于外科疮疡见虚热口渴者,亦有良效,如《刘涓子鬼遗方》卷三中记载的生地黄汤治疗发背,发乳,痈疽,虚热大渴。知母在此处起到了辅助主要药物生地黄、竹叶清热滋阴的作用。

2. 唐宋时期,清骨劳热如虐,滋阴虚解烦渴

这一时期,知母在应用范围上明显扩大,配伍方面呈现出多样化的特点,《药性论》谓知母"主治心烦躁闷,骨热劳往来,产后蓐劳,肾气劳,憎寒虚损"。应用方面,如《备急千金要方》卷三之知母汤,主治产后乍寒乍热,通身温壮,胸心烦闷。其中的知母与芍药、黄芩统治内外之热(语出《千金方衍义》),是其正治。

及至唐以后,对知母的认识更加广泛而深入。

《日华子本草》认为知母"通小肠,消痰止嗽,润心肺,补虚乏,安心止惊悸"。此处增加"通小肠"一说,意指知母具泻下清腑之功。

宋代,《圣济总录》卷六十一所载知母汤,主治肝黄。齿黄,目如丹赤,口燥热渴,气力虚劣,身体青黄,这是治疗黄疸之方,可以看出知母在其中的清大热止烦渴的作用,因为与常山、鳖甲、茵陈、柴胡相配伍,治黄之力大增。同书中卷三十五的知母丸,主治诸疟。知母在此处则体现治疟之作用,与乌梅、常山、肉苁蓉、淡豆豉、人参、桂等配伍亦为一妙,方中知母配乌梅清热除烦,并用常山截疟;肉苁蓉益精血,人参生津;淡豆豉与桂理气解郁,使气机得以通畅,诸药并用,诸疟得治。

《太平圣惠方》卷三十三主治眼碎生赤翳膜,侵睛下垂。即现代眼科之白内障,这是对知母用途的一次扩充。

3. 金元时期,多与黄柏相使,滋阴泻火是特色

本时期特色是将知母应用于滋补肾阴,清妄动之相火。

　　首先,这段时期是药物归经正式形成的时期,自然,知母也会被赋予其所归经络。药物归经论的代表人物张元素就对知母做出如下评述:"凉心去热,治阳明火热,泻膀胱肾经火,热厥头痛,下痢腰痛,喉中腥臭。"阳明即胃经,膀胱与肾相表里。这就给知母划定了治疗范围,目的是使得治疗用药精确化。王好古言知母"泻肺火,滋肾水,治命门相火有余"。《主治秘要》说"其用有三:泻肾经火一也;作利小便之佐使二也;治痢疾脐下痛三也"。李东垣谓其"泻无根之肾火,疗有汗之骨蒸,止虚劳之热,滋化源之阴"。

　　其次,这段时期是"金元四大家"阐述各自主张,进行学术争鸣的时代,朱丹溪师从罗知悌,受师公张元素药物归经理论的影响,结合自己临床中,总结的"相火最易耗伤阴液"的实践经验,总结为"阴常不足阳常有余"的观点。乃大量使用知母配伍黄柏治疗阴虚生火之证,典型方剂如其著作《丹溪心法》之大补阴丸,主治肝肾不足,阴虚火旺的骨蒸潮热,盗汗遗精,尿血淋浊,腰膝酸痛;或咳嗽咯血,烦热易饥,眩晕耳鸣,舌红少苔,脉细数等证;或水亏火炎,耳鸣耳聋,咳逆虚热,肾脉洪大,不能受峻补者;肾水亏败,小便淋浊如膏,阻火上炎,左尺空虚者,究其原因,乃肝肾亏虚,阴虚火旺。及至现代,亦用于甲状腺功能亢进、肾结核、骨结核、糖尿病等属阴虚火旺者,已经是更深一层的运用了。朱丹溪《兰室秘藏》一书,载通关丸,用知母、黄柏、肉桂研末水制为丸,空腹白汤送下,治疗热邪蓄于膀胱,导致尿闭不通,少腹胀满,即今天我们所说的"癃闭"或"尿闭"此二方均为著名方剂,均用知母、黄柏相配伍,但各有特点,亦各有侧重,前方配熟地黄滋肝肾阴,龟板滋阴潜阳补肾,知柏清热,一清一补,相得益彰。同样,虎潜丸用治肾虚骨瘘,筋骨缀弱,行步艰难。即知母、黄柏与熟地黄同用,亦为此意,加牛膝是为滋补肝肾并引诸药下行,后方则伍以少量肉桂,目的在于水蓄较为严重,用之化气行水,如此则热去并水行,膀胱复司其职,病乃得除。当然,知母在此亦有清热利小便之能,《医学启源》云"知母,《主治秘要》云作利小便之佐使,肾中本药"之论,于此得到验证。

　　当然,"清热润燥止烦渴"作为知母的基本功效,在这一时期依然得到应用。如《世医得效方》之二母散,正是以之配贝母,加饴糖治疗热嗽与痰喘。

4. 明代,上则清肺金泻火,下则润肾燥而滋阴

明代时最著名的本草集大成者《本草纲目》,将知母的功效总结为"下则润肾燥而滋阴,上则清肺金而泻火"。这是对以往所使用知母的功效概括。这一时期,对知母的运用正是沿这一轨迹开展的,李时珍同时又说知母"乃二经(指肺肾二经)气分药也;黄柏则是肾经血分药,故二药必相须而行,昔人譬之虾与水母,必相依附"。明确将知母、黄柏为伍的药对关系正式明确确立并加以记录,因此,这一时期亦常将知母、黄柏伍用以滋阴清热。《医方考》所载名方知柏地黄丸,即六味地黄丸加知母、黄柏,功效滋阴清热,治疗阴虚火旺,下焦湿热,其中为使知柏入肾经而盐炒以炮制之。《奇效良方》载知母茯苓汤,治疗肺疹,喘嗽不已,往来寒热,自汗。《症因脉治》一书所录之知石泻白散,治疗外感腋痛,燥火伤肺金之气,口渴面赤,吐痰干涸,小便短赤,脉躁疾。《片玉痘疹》用知母石膏汤,治疗麻疹见形,余热不退者,本方实为《伤寒论》之竹叶石膏汤去半夏、粳米,加玄参而成,无欲呕,故去半夏不用,加玄参,旨在加强滋阴,这是将知母之用发展到皮肤科应用。

也有不同的观点,《本草正》认为:"古书言知母佐黄柏滋阴降火,有金水相生之义。盖谓黄柏能制膀胱、命门阴中之火,知母能消肺金,制肾水化源之火,去火可以保阴,是即所谓滋阴也,故洁古、东垣皆以为滋阴降火之要药,继自丹溪而后,则皆用以为补阴,诚大谬矣,夫知母以沉寒之性,本无生气,用以清火则可,用以补阴,则何补之有?"这是对自丹溪而后的医家用知母补阴的用法的质疑,认为知母沉寒无法生气以滋阴,同时强调知母之滋阴实际是"泻火以存阴",亦可视作"隔一隔二的治法"之一种思路。

5. 清代,滋阴生津治消渴

清代除了继承前代对知母的应用以外,用治消渴可谓本时期的特色。《本草崇原》称之"禀寒水之精,故主治消渴热中"。《仙拈集》卷二之三消汤,治疗燥热伤阴的三消证。

学术争鸣依然存在,《本草新编》认为"此物止可暂用,而不可久服"。缘由知母性寒,又认为"黄柏未尝不入气分,而知母未尝不入血分也。黄柏清肾中之火,亦能清肺中之火,知母泻肾中之热,而亦泻胃中之热,胃为多气多

血之腑,岂止入于气分,而不入于血分耶？是二药不必兼用"。是对知母、黄柏配伍的一种质疑,乃至否定。

张锡纯《医学衷中参西录》云"知母原不甚寒,亦不甚苦,尝以之与黄芪等分并用,则分毫不觉凉热,其性非大寒可知"。是对前述知母性寒不可轻用久用之说的否定。另外指出"又以知母一两加甘草二钱煮饮之,即甘胜于苦,其味非大苦可知,寒、苦皆非甚大,而又多液,是以能滋阴也,有谓知母但能退热,不能滋阴者,犹浅之乎视知母也,是以愚治热实脉数之证,必用知母,若用黄芪补气之方,恐其有热不受者,亦恒辅以知母"。这是用自己的临床试验为例,说明知母的滋阴功效,其本于临床实践的方法值得称道。

三、甘草

甘草,始载于《神农本草经》,列为上品。性味甘、平,归脾、胃、心、肺经。

1. 汉代,补虚润肺,缓急解毒

《神农本草经》谓甘草"主五脏六腑寒热邪气,坚筋骨,长肌肉,倍气力,金疮尰,解毒。久服,轻身、延年"。此时期虽然尚无归经理论,但是"主五脏六腑寒热邪气"已经足以说明其洒陈之广,后世言甘草"通行十二经",与此相似。也正因为应用广泛,所以可作主药,也可作辅药使用,或作为佐使调和诸药。

《伤寒论》之炙甘草汤功能补气血而复脉通心,主治气阴两虚,心悸,脉结代;肺痿,心中温温液液者。现常用于病毒性心肌炎,风湿性心脏病,心律失常等病,《伤寒论》中另有桂枝甘草汤,主治"发汗过多,其人叉手自冒心,心下悸,欲得按者""妇人生产不快,或死腹中"。此方中桂枝味辛,甘草味甘,辛甘合化为阳,桂枝为主,甘草辅佐之温复心阳,乃疗心悸。

2. 晋至唐,生津通乳,扩展应用

魏晋之《名医别录》称甘草"无毒,主温中,下气,烦满,短气,伤脏,咳嗽,止渴,通经脉,利血气,解百药毒"。这已经强调甘草解毒之力是何等强大,到了"解百药毒"的程度。"百"是概数,言其种类之多也。

陶弘景称甘草"国老,即帝师之称,虽非君,为君所宗,是以能安和草石

而解诸毒也"。此以人事喻甘草,强调调和诸药与解毒之性能,既承接前代对甘草的认识,又开启后世配伍应用之法门。

唐代《药性论》云此"主腹中冷痛,治惊痫,除腹胀满,补益五脏,养肾气内伤,令人阴(不)痿,主妇人血沥腰痛,凡虚而多热者加用之"。最后的"主妇人血沥腰痛",即治疗妇女漏下不止,实质是补益以收敛止血之功效,说明本时期对甘草的认识较前代有了进步。

《备急千金要方》卷二载甘草散,主治妇人乳无汁,已经将甘草用于妇科治疗,且通过恰当的配伍来实现扩展治疗的功效。

3. 宋至金元,补虚祛邪,虚实并重

对于甘草的广泛运用,到底何时用其补,何时用其缓,何时用其泻,何时用其调和,《汤液本草》做了如下的探讨,并引用《黄帝内经》五味说以说明,现尽录之,以为鉴赏:"附子理中用甘草,恐其僭上也;调胃承气用甘草,恐其速下也;二药用之非和也,皆缓也。小柴胡有柴胡、黄芩之寒,人参、半夏之温,其中用甘草者,则有调和之意,中不满而用甘为之补,中满者用甘为之泄,此升降浮沉也,凤髓丹之甘,缓肾湿而生元气,亦甘补之意也。《经》云,以甘补之,以甘泻之,以甘缓之……所以能安和草、石而解诸毒也,于此可见调和之意。夫五味之用,苦直行而泄,辛横行而散,酸束而收敛,咸止而软坚,甘上行而发,如何《本草》言下气?盖甘之味有升降浮沉,可上可下,可内可外,有和有缓,有补有泄,居中之道尽矣。"此段论述将甘草通行之特性分析的淋漓尽致,盖因"甘之味有升降浮沉,可上可下,可内可外,有和有缓,有补有泄"。因此其可直入五脏六腑,此一段也再次说明宋代理学思潮已经渗入中医思维中,并于中医理论上起到了阐释原理之功能。

《小儿卫生总微论方》中用甘草一味炙至焦黄并为末,炼蜜为丸,治疗小儿瘦瘠虚羸,惵惵少气,是独取甘草补益之性用之,方名"国老丸"。

外科方面,《卫生宝鉴》卷十三的金银花散,以金银花、炙甘草为粗末,水酒煎服,功效为托里止痛,排脓,主治发背恶疮。汪昂在《医方集解》中评论本方:"甘能养血补虚,为痈疮圣药;甘草亦扶胃解毒之上剂也。"强调甘草补益与解毒的功效,当然,若是热毒炽盛,仅此二药力量单薄,恐难取效,理应配伍其他清热解毒之品,合为峻剂,取其力雄,方能奏功。

李东垣为"金元四大家"之一,对于甘草,他有一段这样的阐述:"甘草,阳不足者补之以甘,甘温能除大热,故生用则气平,补脾胃不足,而大泻心火;炙之则气温,补三焦元气,而散表寒,除邪热,去咽痛,缓正气,养阴血。凡心火乘脾,腹中急痛,腹皮急缩者,宜倍用之,其性能缓急,而又协和诸药,使之不争,故热药得之缓其热,寒药得之缓其寒,寒热相杂者,用之得其平。"这与他主张诸病多从脾胃论治,以及以甘温除热的学术思想密切相关,从这段论述,可以看出他对于甘草之"升降出入"的枢机变化,适用于"清温补泻"之治法,以及甘草在运用时的灵活性、多样性具有非常深刻的认识。

4. 明代,灵活配伍,扩展应用

明代对甘草的应用主要是在配伍上更加灵活多变,甘草的应用得到扩展,《赤水玄珠》卷四之草灵丹,主治膈气、反胃呕吐、梅核气及胃脘疼痛,《医学入门》卷七载二甘汤主治胃热,食后复助其火,汗出如雨,姜、枣助熟甘草补脾胃,镇守中焦,乌梅、五味子酸收敛汗,如此则开源节流,胃气恢复,自然热气清,汗得收,其中生甘草泻火,炙甘草补中,一生一熟,相辅相成,颇得运用之妙。

对于甘草用量,不知何时起,有医家主张采取小剂量,诸家因袭成风,针对这一理论,汪昂《本草备要》进行了辩驳:"胡洽治痰癖,十枣汤加甘草;东垣治结核,与海藻同用;丹溪治劳瘵,莲心饮与芫花同行……仲景有甘草汤、甘草芍药汤、甘草茯苓汤、炙甘草汤,以及桂枝、麻黄、葛根、青龙、理中、四逆、调胃、建中、柴胡、白虎等汤,无不重用甘草,赞助成功,即如后人益气、补中、泻火、解毒诸剂,皆倚甘草为君,必须重用,方能建效,此古法也,奈何时师每用甘草不过二三分而止,不知始自何人,相习成风,牢不可破,殊属可笑。附记于此,以正其失。"主张大剂量使用方为有效,实际上,甘草用量的多少,当依照方中其他药物剂量,以及甘草在方中的作用为标准使用,即按需使用,但汪昂此说,有其特殊历史背景,是为正世医之谬误而作,今天看来虽然有些矫枉过正,但在其时,已经振聋发聩,汪先生此举亦情非得已哉!此外,在甘草治禁方面,许多医家言此"脾胃胀满者不可用"《本草通玄》对此说做出批评:"人毋多食甘,甘能满中,此为土实者言也,世俗不辨虚实,每见胀满,便禁甘草,何不思之甚耶?"指出应该根据病情虚实决定甘草是否可用,而不能刻板地只看腹满一个症状,不加分析便一概禁用之。

5.清代,疮疡疾患,内外兼攻

本时期除承袭古代运用以外,更将本药大幅度用于皮肤外科治疗,这其实与当时对药物认识的变化息息相关,有学者认为,与清朝药物炮制能力提升和用法有别于前代亦有很大关系,此说可供参考。如《得配本草》说:"泻心火,败火毒,缓肾急,和络血,宜生用。梢止茎中痛,去胸中热。节能消肿毒,和中补脾胃,粳米拌炒,或蜜炙用。酒家、呕家,行下焦,酒痢初起,中满者,禁用。"确实反映出当时对甘草的应用已经到了很细致的程度,并且可根据病情需要采用不同方法炮制的甘草以获得理想的效果,若炮制技术落后,是不可能有如此细分的同时,恐怕与当时社会生产力提高,商业发展,物流畅通,甘草价廉,使用便捷不无关系。《外科精要》将大黄、甘草共熬膏内服,治疗一切痈疽,有消肿逐毒,使毒不内攻的作用,这是"将军"与"国老"相配逐毒消肿的典型。《医林改错》之黄芪甘草汤,用黄芪(生)、甘草,水煎服,主治老年溺尿,玉茎痛如刀割,不论年月深久,生黄芪益气并且利水,生甘草通利血气并且泻火,但此处并未采用甘草梢,或许王清任并未信任这样的观点。陈修园在《医学从众录》中记载有甘草青盐丸,治疗大便下血,青盐咸,寒,功能凉血,明目;甘草生用泻火,又利血气,二药清肠胃热而血不得妄行,利血气使血行而不留瘀,善后考虑很是周密。

四、粳米

粳米首载于《名医别录》,性味甘、平,归脾、胃、肺经。

1.汉至魏晋,益气止泄

汉代,张仲景书中用本品组方共6首,分别是白虎汤、白虎加人参汤、竹叶石膏汤、麦门冬汤、附子粳米汤、桃花汤,前四方为寒凉之剂,粳米与石膏合用,后二方为温热之剂,粳米与附子或者干姜合用,但书中未说明其功效。

晋代,《名医别录》记载粳米的功效"主益气,止烦,止泄"。可以为张仲景使用粳米作注解,因其能益气,故可辅助人参补气而生津液,故白虎汤类方与麦门冬汤用之,同时也是由于其具有"止烦"的作用,《金匮要略·腹满寒病宿食病》附子粳米汤,症见腹中寒气,雷鸣切痛,胸胁逆满,呕吐。桃花汤出自《伤寒论》,治疗小便不利,下利,腹痛,便脓血之少阴病。粳米于此二方中,发挥其止泻益气之作用。

2. 唐至金元,益胃生肌,强壮筋骨

唐代《备急千金要方》谓粳米"平胃气,长肌肉"。说明粳米具有滋补中焦的功能,较前代来说,将粳米滋补作用指向的靶器官初次定位下来。《食疗本草》说粳米可以"温中,益气,补下元"。较前者增加了"补下元"的功能,将运用范围由中焦扩大到了下焦。《备急千金要方》卷十九之禁精汤主治:失精羸瘦,酸削少气,目视不明,恶闻人声,此即补下元之功用,方中韭菜子温阳,粳米补下元,酒浸之以使药力能走善行。

这一时期,粳米还被应用于产科,如芦根饮(方出《千金》卷二,名见《活人书》卷十九),主治妊娠头痛壮热,心烦呕吐,不下食,这是以粳米补中并止烦。又如《外台秘要》卷三十四引《深师方》之胶蜡汤,主治产后下痢,方中蜂蜡解毒止痢,阿胶、当归补血,黄连清热解毒,粳米益气和中,甘缓止痛,同治下痢。

及五代,《日华子本草》谓之"壮筋骨,补肠胃"。实际上仍是阐述了粳米"补下元"以及"温中益气"之功效。

《医心方》卷十引《华佗方》之二车丸,主治忧恚喜怒,或劳倦气结,膈上积聚,寒热,饮食衰少,不生肌肉;女子积寒,风入子道,或月经未绝而合阴阳,或急欲溺而合阴阳,以致绝产,少腹苦痛得阳亦痛,痛引胸中。此处运用粳米是为了止烦,亦可生肌。

宋代,运用方面,多有扩展,《太平圣惠方》卷九十六之粳米桃仁粥,用粳米、桃仁。以桃仁和米煮粥,空腹时食用,主治上气咳嗽,胸膈伤痛,气喘,以组成药物来看,当是瘀血阻滞,肺气不得肃降而逆行于上而作咳(《本草经疏》认为此种咳嗽"心下宿血去则气自下,咳逆自止"正是此意。)。故以桃仁破血逐瘀,粳米益气,一泻一补,则血得运行,气得肃降,而咳自止。又以粳米之甘缓急止痛,其卷九十六之牵牛子粥用牵牛子,主治水气,面目及四肢虚肿,大便不通,小儿蛔虫病,由于牵牛子为峻下逐水之品且有毒,故以粳米之甘缓制其毒性,由因粳米补气益胃,能护住胃气不使受二丑之害,以为预防。

《全生指迷方》卷四之粳米汤主治腹痛而呕,脉紧细而滑。

元代,主要是总结前代的定论,于理论上未做过多发挥,《增广和剂局方药性总论》称其"味甘苦,平,无毒,主益气,止烦,止泄,按《蜀本》云:断下痢,和胃气,长肌肉,温中"。食疗专著《饮膳正要》也说粳米"味甘苦,平,无毒,主益气,止烦,止泄,和胃气,长肌肉",卷二载良姜粥,用高良姜(为末)、粳米,先煎高良姜,去滓,下米,煮粥食用,主治心腹冷痛,积聚,停饮。

3. 明代,益胃生津,壮骨利小便

明代医家在前人的基础上,将粳米的作用向前推进,《本草纲目》认为粳米泔可以"清热,止烦渴,利小便,凉血"。炒米汤可以"益胃除湿"增加了"利小便"。而且功效随炮制方法的不同而有所区别。《滇南本草》谓其"治诸虚百损,强阴壮骨,生津,明目,长智"。增加了"生津"与"壮骨""长智"的功效。

《本草纲目》卷二十五载栗子粥,主治一切风头风旋,手战,筋惊肉瞤,恶心厌食,气虚嘈杂,风痹麻木不仁,偏枯,老年肾虚,腰酸腰痛,腿脚乏力,脾虚泄泻。

《医学入门》卷三之莲肉膏,主治病后胃弱,不能饮食。《医方类聚》卷一三六引《食医心鉴》之黄雌鸡粥,主治膀胱虚冷,小便数不禁,取其甘味以补正气,益下元,复司膀胱之职,这实际上是食疗。

4. 清代以后,补中生津益精,止渴止泄

《本草择要纲目》谓之"益气止烦,止渴止泄,温中和胃气,长肌肉,补中壮筋骨益肠胃。煮汁主心痛,止渴,断热毒下痢。合芡实作粥食,益精强志,聪耳明目,通五脏,好颜色。常食干粳饭,令人不噎"。实际上是对前代所有学说的总结。《食鉴本草》中说"粳米,即今之白晚米,惟味香甘,与早熟米及各土所产亦白大小异族四五种,犹同一类也,皆能补脾,益五脏,壮气力,止泄痢,惟粳米之功为第一耳"。基本上沿袭前人学说。

《张氏医通》卷十五之加味竹叶汤,治疗妊娠心烦不解,在本方中,粳米起到了止烦及补气生津的作用,配合其他清火药及生津的药品,故能治疗心

烦,因为考虑到针对妊娠妇女而作,故所用之药均药性平和,无峻烈之品。《杂病源流犀烛》卷一载泻白散,方中粳米益气,又制诸药之寒,防止甘寒太过伤胃。

至于将粳米用于治疗温热病,是运用了其补气生津之力。

王孟英清暑益气汤方出《温热经纬》卷四,主治湿热证,湿热伤气,四肢困倦,精神减少,身热气高,心烦溺黄,口渴自汗脉虚者,汗多烦渴,脉大而虚。方中黄连、竹叶、荷梗、西瓜翠衣清热解暑,西洋参、麦冬、石斛、知母、粳米、甘草益气生津,合而用之,具有清暑热、益元气之功,方名清暑益气汤。但是,粳米实际上还具有止烦之功,此处未提及。

张锡纯制石膏粳米汤,生石膏(轧细),生粳米煎至米烂熟,乘热饮用,主治温病初得,其脉浮而有力,身体壮热;并治一切感冒初得,身不恶寒而心中发热者。张氏于方后阐明方义:"此方妙在将石膏同粳米煎汤,乘热饮之,俾石膏寒凉之性,随热汤发散之力,化为汗液,尽达于外也……且与粳米同煮,其冲和之气,能助胃气之发达,则发汗自易。其稠润之汁,又能逗留石膏,不使其由胃下趋,致寒凉有碍下焦……此方粳米多至二两半,汤成之后,必然汁浆甚稠,饮至胃中,又善留蓄热力,以为作汗之助也。"此段分析体现出他通晓人体生理以及药理,实为精于升降出入之道,论述颇为精妙,令人不由得击节赞赏。

第三节 功效与主治

《医宗金鉴》言白虎汤:"治阳明证,汗出渴欲饮水,脉洪大浮滑,不恶寒反恶热。"柯琴曰:"阳明邪从热化,故不恶寒而恶热;热蒸外越,故热汗出;热烁胃中,故渴欲饮水;邪盛而实,故脉滑,然犹在经,故兼浮也。盖阳明属胃,外主肌肉,虽内外大热而未成实,终非苦寒之味所宜也。石膏辛寒,辛能解肌热,寒能胜胃火,寒能沉内,辛能走外,此味两擅内外之能,故以为君。知母苦润,苦以泻火,润以滋燥,故以为臣。甘草、粳米调和于中宫,且能土中泻火,稼穑作甘,寒剂得之缓其寒,苦剂得之平其苦,使二味为佐,庶大寒大苦之品,无伤损脾胃之虑也。煮汤入胃,输脾归肺,水精四布,大烦大渴可除矣。白虎为西方金神,取以名汤,秋金得令而炎暑自解。方中有更加人参者,亦补中益气而生津也。用以协和甘草、粳米之补,承制石膏、知母之寒,泻火而土不伤,乃操万全之术者也。"由上述可知,白虎汤的功效为清热生津,清阳明热为主。主治阳阴热盛或温热病,病在气分者,症见壮热面赤,烦渴引饮,大汗出,口舌干燥,脉洪大有力等。

第三章　源流与方论

第一节　源　流

　　白虎汤是东汉时期伟大医学家张仲景所著医书《伤寒杂病论》中治疗阳明气分热盛的代表方,其药味少而简练,配伍得当,药量精准,组方严谨,疗效确切,得到历代医家推崇,后又经后代医家不断实践发展和完善,广泛应用于外感温病及内伤杂病的临床治疗。

　　中医治疗八法为汗、吐、下、和、消、温、清、补,而白虎汤则是"八法"中清法的代表方剂,后世历代医家将清法在此基础上进行了扩展,白虎汤的主要功效为清阳明气分热盛,荡涤胃经无形之邪热。温病学家吴塘在《温病条辨》中说:"太阴温病,脉浮洪,舌黄,渴甚,大汗,面赤恶热者,辛凉重剂白虎汤主之。"

　　后世医家总结出了白虎汤的适应证:大汗出,烦渴,燥热,口舌干燥,脉洪大滑数等。

第二节 古代医家方论

吴鞠通

太阴温病,脉浮洪,舌黄,渴甚,大汗,面赤,恶热者,辛凉重剂白虎汤主之。(《温病条辨·卷一》)

形似伤寒,但右脉洪大而数,左脉反小于右,口渴甚,面赤,汗大出者,名曰暑温,在手太阴,白虎汤主之;脉芤甚者,白虎加人参汤主之。(《温病条辨·卷一》)

下后无汗脉浮者,银翘散主之;下后无汗,脉浮洪者,白虎汤主之;脉洪而芤者,白虎加人参汤主之。(《温病条辨·卷二》)

成无己

白虎,西方金神也,应秋而归肺。热甚于内者,以寒下之;热甚于外者,以凉解之;其有中外俱热,内不得泄,外不得发者,非此汤则不能解之也。夏热秋凉,暑暍之气,得秋而止,秋之令曰处暑,是汤以白虎名之,谓能止热也。知母味苦寒。《内经》曰:热淫所胜,佐以苦甘;又曰:热淫于内,以苦发之。欲彻表热,必以苦为主,故以知母为君。石膏味甘微寒。热则伤气,寒以胜之,甘以缓之。热胜其气,必以甘寒为助,是以石膏甘寒为臣。甘草味甘平,粳米味甘平。脾欲缓,急食甘以缓之。热气内蕴,消燥津液,则脾气燥,必以甘平之物缓其中,故以甘草、粳米为之使。是太阳中暍,得此汤则顿除之,即热见白虎而尽矣。立秋后不可服,以秋则阴气平矣。白虎为大寒剂,秋王之时,若不能食,服之而为哕逆不能食,成虚羸者多矣。(《伤寒明理论·卷四》)

李 梴

治一切时气温疫,杂病,胃热咳嗽、发斑,及小儿疱疮瘾疹伏热等症。(《医学入门》)

吴　昆

石膏大寒,用之以清胃;知母味厚,用之以生津。大寒之性行,恐伤胃气,故用甘草、粳米以养胃。是方也,惟伤寒内有实热者可用之。若血虚身热,证象白虎,误服白虎者,死无救,又东垣之所以垂戒矣。(《医方考·卷一》)

汪　昂

此足阳明、手太阴药也。热淫于内,以苦发之,故以知母苦寒为君。热而伤气,必以甘寒为助,故以石膏为臣。津液内烁,故以甘草、粳米甘平益气缓之为使,不致伤胃也。又烦出于肺,躁出于肾,石膏清肺而泻胃火,知母清肺而泻肾火,甘草和中而泻心脾之火,或泻其子,或泻其母,不专治阳明气分热也。(《医方集解·泻火之剂》)

柯　琴

石膏大寒,寒能胜热,味甘归脾,质刚而主降,备中土生金之体,色白通肺,质重而含脂,具金能生水之用,故以为君。知母气寒主降,苦以泄肺火,辛以润肺燥,内肥白而外皮毛,肺金之象,生水之源也,故以为臣。甘草皮赤中黄,能土中泻火,为中宫舟楫,寒药得之缓其寒,用此为佐,沉降之性,亦得留连于脾胃之间矣。粳米稼穑作甘,气味温和,禀容平之性,为后天养生之资,得此为佐,阴寒之物,则无伤损脾胃之虑也。煮汤入胃,输脾归肺,水精四布,大烦大渴可除矣。白虎主西方金也,用以名汤者,秋金得令,而暑清阳解,此四时之序也。(《伤寒来苏集·伤寒论注·卷三》)

王子接

白虎汤,治阳明经表里俱热,与调胃承气汤为对峙。调胃承气导阳明腑中热邪,白虎泄阳明经中热邪。石膏泄阳,知母滋阴,粳米缓阳明之阳,甘草缓阳明之阴。因石膏性重,知母性滑,恐其疾趋于下,另设煎法,以米熟汤成,俾辛寒重滑之性,得粳米、甘草载之于上,逗留阳明,成清化之功。名曰白虎者,虎为金兽,以明石膏、知母之辛寒,肃清肺金,则阳明之热自解,实则泻子之理也。(《绛雪园古方选注·卷上》)

尾台榕堂

伤寒脉滑而厥者,及无大热、口燥渴、心烦、背微恶寒等证,世医多不用白虎,遂使病者至于不起,可胜叹哉……治麻疹,大热谵语,烦躁引饮,唇舌燥裂,脉洪大者。治牙齿痛,口舌干渴者。治眼目热痛如灼,赤脉怒张,或头脑、眉棱骨痛,烦渴者,俱加黄连良……治狂证,眼中如火,大声妄语,放歌高笑,登屋逾垣,狂走不已,大渴引饮,昼夜不眠者,亦加黄连。(《类聚方广义》)

王孟英

方中行曰,白虎者西方之金神,司秋之阴兽,虎啸谷风冷,凉风酷暑消,神于解热,莫如白虎。石膏、知母,辛甘而寒,辛者金之味,寒者金之性,辛甘体寒,得白虎之体焉。甘草、粳米,甘平而温,甘取其缓,温取其和,缓而且和,得伏虎之用焉。饮四物之成汤,来白虎之号啸,阳气者以天地之疾风名也。风行而虎啸者,同气相求也;虎啸而风生者,同声相应也,风生而热解者,物理必至也。(《温热经纬·卷五》)

第三节　现代医家方论

张锡纯

方中重用石膏为主药,取其辛凉之性,质重气轻,不但长于清热,且善排挤内蕴之热息息自毛孔达出也。用知母者,取其凉润滋阴之性,既可佐石膏以退热,更可防阳明热久者之耗真阴也。用甘草者,取其甘缓之性,能逗留石膏之寒凉不至下趋也。用粳米者,取其汁浆浓郁,能调石膏金石之药,使之与胃相宜也。药止四味,而若此相助为理,俾猛悍之剂归于和平,任人放胆用之,以挽回人命于垂危之际,真无尚之良方也。何犹多畏之如虎而不敢轻用哉?

白虎汤所主之病,分载于太阳、阳明、厥阴篇中,惟阳明所载未言其脉象何如,似令人有未惬意之处。然即太阳篇之脉浮而滑及厥阴篇之脉滑而厥推之,其脉当为洪滑无疑,此当用白虎汤之正脉也。故治伤寒者,临证时若见其脉象洪滑，知其阳明之府热已实，放胆投以白虎汤必无差谬，其人将药服后，或出凉汗而愈，或不出汗其热亦可暗消于无形。若其脉为浮滑，知其病犹连表，于方中加薄荷叶一钱，或加连翘、蝉蜕各一钱，服后须臾即可由汗解而愈。其脉为滑而厥也，知系厥阴肝气不舒，可用白茅根煮汤以之煎药，服后须臾厥回，其病亦遂愈。此愚生平经验所得，故敢确实言之，以补古书所未备也。

近世用白虎汤者，恒恪守吴氏四禁。所谓四禁者，即其所著《温病条辨》白虎汤后所列禁用白虎汤之四条也。然其四条之中，显有与经旨相反之两条，若必奉之为金科玉律，则此救颠扶危挽回人命之良方，几将置之无用之地。

吴鞠通原文：白虎本为达热出表，若其人脉浮弦而细者，不可与也；脉沉者，不可与也；不渴者，不可与也；汗不出者，不可与也；常须识此，勿令误也。

前两条不可与，原当禁用白虎物矣。至其第三条谓不渴者不可与也，夫用白虎汤之定例，渴者加人参，其不渴者即服白虎汤原方，无事加参可知矣。吴氏以为不渴者不可与，显与经旨相背矣。且果遵吴氏之言，其人若渴即可与以白虎汤，而亦无事加参矣，不又显与渴者加人参之经旨相背乎？至其第四条谓汗不出者不可与也，夫白虎汤三见于《伤寒论》，惟阳明篇中所主之三阳合病有汗，其太阳篇所主之病及厥阴篇所主之病，皆未见有汗也。仲圣当日未见有汗即用白虎汤，而吴氏则于未见有汗者禁用白虎汤，此不又显与经旨相背？且石膏原具有发表之性，其汗不出者不正可借以发其汗乎？且即吴氏所定之例，必其人有汗且兼渴者始可用白虎汤，然阳明实热之证，渴而兼汗出者，十人之中不过一二人，是不几将白虎汤置之无用之地乎？夫吴氏为清季名医，而对于白虎汤竟误设禁忌若此，彼盖未知石膏之性也。及至所著医案，曾治何姓叟，手足拘挛，因误服热药所致，每剂中用生石膏八两，服近五十日始愈，计用生石膏二十余斤。又治赵姓中焦留饮，上泛作喘，每剂药中皆重用生石膏，有一剂药中用六两、八两者，有一剂中用十二两者，有一剂中用至一斤者，共服生石膏近百斤，其病始愈。以观其《温病条辨》中，所定白虎汤之分量生石膏止用一两，犹煎汤三杯分三次温饮下者，岂不天壤悬殊哉？盖吴氏先著《温病条辨》，后著医案，当其著条辨时，因未知石膏之性,故其用白虎汤慎重若此;至其著医案时,是已知石膏之性也,故其能放胆重用石膏若此,学问与年俱进,故不失其为名医也。(《医学衷中参西录》)

叶橘泉

用治急性传染性热病,如伤寒(肠热证)、肺炎、麻疹等高热、烦渴、汗多等,又治糖尿病初期,或夏季小儿热、皮肤病烦热、瘙痒、口渴、夜啼不安等,又霍乱后大热烦渴,有尿中毒倾向时,以及疟疾、回归热、肺炎等大汗出、分利解热时,用本方以防虚脱之危险,在此情况下白虎加人参汤运用更广泛。(《古方临床之运用》)

黄 煌

白虎汤以石膏、知母同用,则其方证是以两药的药证为主体的,基本症状为烦躁、强烈的渴感、身热汗出、脉象洪大。客观指证有形瘦面白、皮肤粗糙的体形、脉象洪大、舌红苔薄干燥等,白虎汤不单是治疗急性热病的处方,即使内伤杂病,只要具有白虎汤证,也可使用白虎汤,这就是"有是证用是药"这一中医治病的基本原则。(《黄煌教授经方临证经验总汇》)

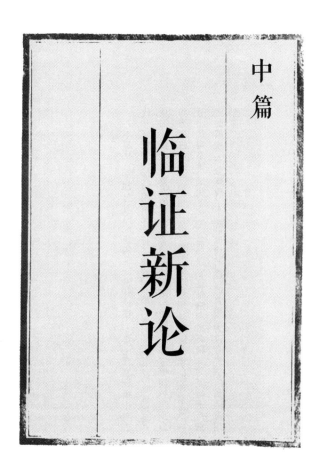

中篇

临证新论

本篇从三个部分对白虎汤的临证进行论述：第一章临证概论对古代和现代的临证运用情况进行了梳理；第二章介绍经方的临证思维，从临证要点、与类方的鉴别要点、临证思路与加减、临证应用调护与预后等方面进行展开论述；第三章为临床各论，从呼吸系统、循环系统、内分泌代谢系统、消化系统等方面，以临证精选和医案精选为基础进行细致的解读，充分体现了中医『异病同治』的思想，为读者提供广阔的应用范围。

第一章　白虎汤临证概论

　　白虎汤在临床上的应用,只要抓住里热炽盛,则不论在外感病或内伤病均可大胆应用,可以广泛运用于临床各科,如传染科、儿科、口腔科、神经科、眼科、妇产科等。如有人用该方治疗流行性乙型脑炎、流行性出血热、麻疹毒邪内陷、肺炎、产褥感染、糖尿病、红斑类皮肤病、抗精神病药物所致不良反应性疾病。临床各疾病在发生发展过程中的某一阶段,可出现一个共性规律,即其反应状态如果表现为里热炽盛,则可应用白虎汤加减治疗,效果甚佳。

第一节　古代临证回顾

　　《伤寒论》中多是以脉滑和里有热来运用白虎汤,在第 219 条中有提到"自汗出者白虎汤主之",加上了汗出这一症状,曹颖甫在《经方实验录》中以脉大、身热、汗出、口中大渴为主来使用白虎汤,由此可知,古代医家运用时,皆是把握其阳明气分热盛的病机,对症使用。

　　《医宗金鉴》中运用白虎汤治疗疟疾的医案有 3 则,治疗中暑的医案有 2 则,治疗其余疾病的医案各一则。运用白虎汤治疗疟疾,其思路源于《金匮要略·疟病脉证并治第四》中运用白虎加桂枝汤治疗温疟，"温疟者，其脉如平，身无寒但热，骨节疼烦，时呕，白虎加桂枝汤主之"。通过研究《名医类案》中运用白虎汤原方、加减方、合方治疗疟疾的 3 则医案，总结出以下三种治法：一为运用白虎汤原方治疗；二为先以柴胡饮子，后以白虎加栀子汤治疗；三为运用小柴胡汤去半夏，合白虎汤治疗。通过对比发现，运用白虎汤治疗的疟疾大多是症状为大热大渴、脉象为弦数的热性疟疾，如"午后发热而渴""大渴大热"，"脉数，两关尤弦""脉弦数""六脉洪数微弦"。这三种运用白虎汤治疗疟疾的方法，不仅继承了张仲景治疗疟疾的思路，而且进一步丰富和发展了疟疾治疗的手段。运用白虎汤治疗中暑，其思路源于《金匮要略·痉湿暍病脉证治第二》中运用白虎加人参汤治疗中暑，"太阳中热者，暍是也。汗出恶寒，身热而渴，白虎加人参汤主之"。《名医类案》中运用白虎汤治疗中暑的方法有两种：一为运用白虎汤原方治疗；二为运用白虎汤与五苓散合方治疗。

此外，《名医类案》中还载有运用白虎汤原方治疗消中和吐泻、运用白虎汤与小续命汤合方治疗中风、运用白虎汤与茵陈五苓散合方治疗伤寒、运用白虎汤与川芎茶调散合方治疗"大头天行"的验案。

张锡纯深谙仲景白虎汤证经旨，将本方频频运用于急危重患者。在《医学衷中参西录》中共载有运用白虎汤案例 22 则，由此变化创方 7 个。从张锡纯所举的案例上看，以肌肤壮热、脉洪滑为主症，见此症说明邪已入阳明；或有心中烦热、渴、汗出等，则为阳明热盛，可大胆运用白虎汤。张锡纯根据太阳、阳明合病，邪在两经中的偏胜，将白虎汤变化而用。如《医学衷中参西录·临症随笔》中有愚孙案、卢氏案，为外感邪入阳明，症见表里俱热，脉象洪大，大便数日未解，或渴饮冷，或苔黄厚，方以白虎汤清阳明之热，佐连翘、薄荷、金银花发表清热，玄参清热；而阳明与少阳合病者，如《医学衷中参西录·临症随笔》中王媪案、吕氏案，症见表里壮热，呕吐，胁痛，小便赤涩短少，大便数日未解，苔黄厚，脉弦有力，为邪已入阳明与少阳合病，方用白虎汤清阳明之热，用生白芍、代赭石、川楝子平肝清热，和解少阳；对邪入阳明，热久耗伤正气，或素有正虚，则予白虎加人参汤。

张锡纯精研《伤寒论》而又不拘泥经书，随症变化加减，灵活应用经方，追求切合病机。他根据白虎汤方义创立7个临床效方,如寒解汤(生石膏、知母、连翘、蝉蜕)用于邪入阳明,但尚有"头犹觉痛,周身犹有拘束之意"太阳表证;仙露汤(生石膏、玄参、连翘、粳米)用寒温阳明证;镇逆白虎汤(生石膏、知母、清半夏、竹茹粉)用于伤寒、温病邪传胃腑白虎汤证又兼胃气上逆心下满闷;白虎加入参以山药代粳米汤(生石膏、知母、人参、生山药、粉甘草)治疗寒温实热已入阳明之腑而脉象细数者,真是针对病机,细细相扣。总之,张锡纯对白虎汤方义及应用的深刻认识,对于我们正确运用白虎汤具有很强的指导意义,值得学习和借鉴。

第二节 现代临证应用

一、单方妙用

◎案

李某,女,48岁,1999年8月28日初诊。左侧面颊疼痛1周。患三叉神经痛4年,常反复发作,以往服卡马西平、苯妥英钠等可缓解。近1周每于刷牙、咀嚼、洗面则左侧面颊疼痛发作,左上下颌疼痛尤甚,而且疼痛发作较前频繁,每天发作疼痛10多次,服以上西药未效,转诊中医。诊时诉左侧面颊疼痛,如火灼,如刀割,口苦口干,大便干结,尿黄,面红,左眼红赤,舌红、苔黄干,脉弦滑。证属里热炽盛肝郁化火,治以清热泻火疏肝。方用白虎汤加减。

处方:石膏40g,知母10g,生地黄20g,毛冬青30g,全蝎6g,蜈蚣2条,柴胡10g,白芍30g,甘草5g。服上药3剂,左侧面颊疼痛缓解,发作次数减少,每日发作疼痛数次。

复诊时见舌仍红,苔黄,脉弦,续服上方8剂,舌淡红、苔薄白,无发作疼痛,咀嚼、洗面等均无诱发。随诊2年未见发作。

◎案

林某,女,24岁。2000年7月10日初诊。眼、面红肿3天,患者于3天前到美容店做面部护肤,回家后数小时即出现面部皮肤红肿,经西医皮肤科用开瑞坦、地塞米松治疗3天未效,改诊中医。诊时见满面皮肤通红肿胀,纹理消失,两眼肿胀,睁眼困难,颈部皮肤红肿呈大片水肿性红斑,尿黄短,大便干结。口干不渴,无大热、大汗,舌红、苔黄,脉滑。证属里热炽盛,热盛化风,治以清热熄风。方用白虎汤加减。

处方:石膏40g,知母10g,生地黄20g,金银花20g,皂角刺10g,防风10g,白蒺藜30g,甘草3g。

上药服2剂,面部、颈部大片水肿性红斑消退,睁眼自如,大便通畅,续服2剂善后,本例虽无大热、大汗、大渴症,但辨证属里热炽盛,服之取效迅速。

◎案

陈某,男,45岁。2000年3月18日初诊。腰腿发作痛20多天,患强直性脊柱炎病史6年。常反复发作,长期服用西药止痛药。本次因工作劳累,发作疼痛加重,服硫唑嘌呤、柳氮磺吡啶、盐酸羟氯喹以及莫比可、瑞力芬等腰部疼痛不能缓解,痛甚终夜难眠。中药曾服独活寄生汤、当归四逆汤均未效。检查X线诊为强直性脊柱炎,查抗DNA酶B 240U/ml,红细胞沉降率(ESR)60mm/h;人体白细胞抗原(HLA – B27)(+),抗核抗体(ANA)(+)。腰痛处如火灼,口干苦,大便干结,尿黄,舌红、苔黄厚腻,脉滑。证属湿热痹,里热炽感,治以清热泻火、化湿通痹。方用白虎汤加减。

处方:石膏40g,知母10g,苍术10g,海桐皮30g,宽筋藤30g,桑枝30g,忍冬藤30g,全蝎6g,蜈蚣2条,丹参15g,甘草3g。

上方服用6剂,疼痛减轻。仍口苦、舌红、苔黄,续服30剂,疼痛轻微,能恢复工作正常上班。复查抗DNA酶B 120U/ml,ESR 20mm/h。本案仍无大热、大汗、大渴、脉洪大,但湿郁化热,里热明显,故用清泻里热,化湿通痹取效。

二、多方合用

白虎汤药效明确，但药味较少，临床运用时常常与其他方合用，以收获更好的治疗效果，扩大临床运用范围，如将白虎汤与黄连解毒汤合用治疗急性白血病合并霉菌感染；与玄麦甘桔汤合用治疗病毒性角膜炎；与参麦散合用治疗糖尿病；与增液承气汤合用治疗高热症；与小柴胡汤合用治疗睾丸痛；与清暑益气汤合用治疗小儿夏季热；与清解透表汤合用治疗麻疹等。

《伤寒杂病论》中并未提到白虎汤的合方，而在《名医类案》中有白虎和小续命汤合方、白虎和茵陈五苓散合方、白虎和五苓散合方，以及白虎和小柴胡去半夏汤合方。

在《名医类案·卷一·中风》中，江应宿认为患者是平素酒色过度，兼之外感风邪，脏腑俱受病，而以阳明经居多，故用白虎合小续命汤。

小续命汤在《备急千金要方》中治疗"卒中风欲死，身体缓急，口目不正，舌强不能语，奄奄惚惚，神情闷乱"的正气内虚、风邪外袭证，与本案所描述的症状相符，故用作治本的基本方。又因本案中风的病位和症状，如"左手足不遂，口眼歪斜，言语塞涩，面肿流涎，口开眼合，手撒，喉如拽锯，汗出如油，呃逆不定，昏愦，头痛如破，烦躁不宁"，与阳明经的走行和阳明实热证里热蒸于外的表现相合，故再合用白虎汤以解当下阳明之热。以白虎汤合小续命汤治疗中风的思路，为临床辨治中风病提供了新的方案。

在《名医类案·卷一·伤寒》中，他医见大便自利，病势比较危笃，防其变证丛生，而欲先止泻，而医僧宝鉴指出"五脏实者死，今大肠通，更止之，死可立待"。他认为"眼赤、舌缩、唇口破裂、气喘失音"都是脏实的表现，眼赤为肝实热，舌缩为心实热，唇口破裂为脾实热，气喘失音为肺实热。肾实热当见大小便不通，而如今大便自利是肾不实，邪热外出有路的表现，这说明本病还有一线生机，若妄加止泻，只会自掘坟墓。《素问·玉机真脏论》中有"五实死五虚死"之说。"五实"是指脉盛、皮热、腹胀、前后不通，闷瞀；五实的治法是"身汗得后利，则实者活"，即用汗法或利小便法或通大便法来导邪外出以达到"实则泻之"的目的。因此，针对本案邪热导致的脏实伴大便自利,可以通过白虎汤辛凉导其邪热从皮肤、分肉而走,再合用茵陈五苓散苦泄淡渗导其邪热从小便而走。另外,本案亦提示,临证时遇到急危重症,一定要保持沉着冷静,找出疾病的症结所在,抓住事物的本质,这样才能事半功倍。

在《名医类案·卷二·暑》中,孙兆认为患者是伤于暑、自汗出,所以"始则阳微厥,而脉小无力",之后又出现腹满,不省人事,六脉小弱而急的表现,治用五苓散合白虎汤。"胫冷"并不是阴病导致,因为患者仅仅是膝以下逆冷,而臂不冷,全身并没有畏寒的症状,所以前医运用温补的药只会使厥逆加重而出现"热深厥亦深",这正如孙兆所说的"此非受病重,药能重病耳"。因此孙兆用五苓散通阳化气、淡渗利小便以治阳微腹满,再合用白虎汤辛凉泻热以治热厥。此病案充分昭示了《伤寒论》第350条"伤寒脉滑而厥者,里有热,白虎汤主之"的临床意义。在《名医类案·卷三·疟》中,江应宿因患者症见"大渴大热""烦躁引饮""六脉洪数微弦",而用白虎汤辛凉泻热;又因是伤寒变疟,脉象见微弦象,而合小柴胡汤以转枢截疟,因口渴,所以去半夏,为遵张仲景小柴胡汤方后加减法。以白虎汤合小柴胡汤治疗疟疾的思路,为临床辨治疟疾提供了另一方案。

三、多法并用

白虎汤是以清法为主,其重用石膏、知母以清解气分邪热,当同时存在有其他症状时可以加用中医方剂中的"汗、吐、下、消、和、温、补"等法。如阳明热盛夹有腑实,可与承气汤之类和用,加用下法以荡涤无形与有形邪气;如人以发热、口渴为甚为主,可与参麦散合用,加用补法以滋其阴等。

第二章　白虎汤临证思维

第一节　临证要点

　　白虎汤临证时应以"四大症"为主,即大热、大渴、大汗出、脉洪大,其病机为阳明气分实热,实际运用中,四大症状不一定需要全部具备,因为每个人的体质以及病势的轻重缓急均有差异,以至于每个人患有相同的病也会表现出不一样的症状,我们需要透过这些表象来看其实质,即中医所说的"辨证为主","有是证就用是药",再结合辨病,我们才能灵活运用经方。

　　白虎汤在临床上的应用,应紧紧抓住肺、胃里热炽盛及热势浮越之病机关键,则不论外感、内伤均可放心使用。可广泛运用于临床各科,现代用来治疗急性传染性疾病和感染疾病,如流行性乙型脑炎、细菌性或病毒性肺炎、流行性出血热、钩端螺旋体病,以及流感、肠伤寒、急性菌痢、麻疹、败血病、中暑、原因不明的高热等;也用于新陈代谢疾病,如糖尿病;关节疾病如风湿性关节炎;眼科疾病如结膜炎、角膜炎、巩膜炎、交感性眼炎、视神经乳头炎;皮肤科疾病如药疹、夏季皮炎、顽固性过敏性皮炎等。另有报道,用凉膈白虎汤治疗小儿哮喘,导赤白虎汤治疗产后或流产后高热及闭经、血崩,或胎前病、产褥感染,以及治抗精神病药物所致不良反应性病疾病等均可取得良效。临床疾病在发生发展过程中的某一阶段,只要出现里热炽盛、热势浮越的病变状态,就可应用白虎汤加减治疗,否则应慎用或忌用白虎汤。

第二节　与类方的鉴别要点

　　主要在于白虎汤与白虎加人参汤的辨证要点的区别上。历代在渴与不渴的问题上分歧比较大,到清代吴鞠通提出"白虎四症"大热、大渴、大汗出、脉洪大以后,许多医者依此作为辨证要领,然而,正是因为遵循了这四大症,使得白虎汤与白虎加人参汤在临床辨证时混淆不清,当诊疗疾病时,究竟是该用白虎汤,还是该用白虎加人参汤各执己见。观察现代研究的文献,既有人认为"见渴方可用白虎",也有人认为"未见渴就已经可以应用白虎"的。

　　首先,本着尊经的态度,以这两个方证的原文进行比较,白虎汤的原文从未言"渴",更不用说"大烦渴"了。而白虎加人参汤的原文共5条,每一条皆不离"渴",其中的第26、第168、第169条甚至提到了"烦"、"大渴"或"燥渴"。再看《金匮要略·痉湿暍病脉证治第二》文中"太阳中热者,暍是也。汗出恶寒,身热而渴,白虎加人参汤主之"。

　　其次,从用药方面来看,对这两个方证应用上的争执,归结到用药上,就是用不用人参的问题。若是见渴时用白虎汤,那么,张仲景加人参就显得多余了。试想,当使用白虎汤就能解决问题,张仲景何必多此一举,加用在当时价格不菲的人参,参考宋以前主要的药物典籍,对人参的作用或者说功效的描述。《神农本草经》谓:"人参,味甘,微寒。主补五脏,安精神,定魂魄,止惊悸,除邪气,明目、开心、益智。久服,轻身、延年。"《名医别录》谓其能疗"肠胃中冷,心腹鼓痛,胸胁逆满,霍乱吐逆,调中,止消渴,通血脉,破坚积,令人不忘。"《新修本草》谓:"人参,味甘,微寒、微温,无毒。主补五脏,安精神,定魂魄,止惊悸,除邪气,明目,开心,益智。疗肠胃中冷,心腹鼓痛,胸胁逆满,霍乱吐逆,调中,止消渴,通血脉,破坚积,令人不忘。久服轻身延年。"

　　从上面所引用的文献可以看到,人参具有止消渴的作用。后世主要的药物典籍里人参的条目下也大都记载人参具有止消渴的作用。实则是补益津液之功效。究其原因,乃是因为人参补气之力峻,而气能生津液,这对于因阳明气分热盛,壮火食气并炼烁津液,造成气阴两伤的情况具有纠正的作用。

由此可以断定,患者出现口渴的症状,提示了体内津液受损,治疗时就需要补益人体津液。因为津液在高热的炼制与汗出散热这样的机体生理自然反应的双重消耗下遭受了很大损失,这时仅仅依靠清热已经不能让机体尽快恢复,因此必须加用补益津液之药物以纠正这一失衡的状况。对此,《医方考》认为"里热渴甚者,此方主之。石膏清胃热,胃清则不渴;人参、知母、甘草、桔梗,化气而生津液,液生则渴自除"。张仲景正是使用了人参来达成补益津液的目的,也说明白虎加人参汤证病情较白虎汤证病情为重,在里热炽盛的同时,已经出现了津液虚损的情况,而《伤寒论》中白虎加人参汤原文所记述的"烦渴"或者"大烦渴"是其应用指征。

由此可知,白虎加人参汤"口渴"伤津液较白虎汤更重,因此在运用时需详查患者津液耗伤,灵活运用这两个经方,即津伤不重而气分邪热尚盛时应及时运用白虎汤以清气分邪热,以免邪热进一步耗伤津液;津伤重而气分邪热稍减时应用白虎加人参汤,以清热生津。

第三节　临证思路与加减

白虎汤主治阳明气分邪热,其加减不外乎两个方面,一是药量的加减,一是药味的加减。根据患者的体质、年龄、胖瘦、病势轻重可做药量的加减:体质偏实、年轻体壮,病势急迫者当重用石膏与知母以消邪火,才能避免出现凶险的变证;相反,年幼或年老,体质偏虚者,不能耐受峻药的攻伐,需在攻邪时保护其胃气,存津液,加大粳米的用量,服药时也要少量多次,徐徐图之。根据病情、病位、治疗目的、侧重点的不同,我们可以灵活选用药物加减,不必拘泥于原方,如此,我们才能收获更佳的治疗效果。

第四节　临证应用调护与预后

白虎汤原文服法中交代要煮米熟汤成,去滓,温服一升,日三服。由此可知,张仲景对于此类患者胃气的保护,服药如饮米汤,可以使粳米和甘草更长久的逗留在胃中,避免寒凉太过,损伤胃气,同时也可使石膏、知母药效发挥的时间更加持久,更加稳定。

如能正确把握病机,及时运用白虎汤治疗,当可收到良效;如不能,张仲景《伤寒论》中也有考虑到,如伤津液过重,可用白虎加人参汤;如至热病后期,气津两伤,余热未清,胃虚气逆,则用竹叶石膏汤。白虎汤、白虎加人参汤和竹叶石膏汤相当于治疗热病初期、中期、后期的三个不同经方,我们可以灵活选用。

白虎汤证为肺胃里热炽盛,忌用苦寒沉降、甘寒滋腻之品。因为苦寒沉降如黄芩、黄连等,其性下行,不达病所,其味苦燥伤阴液,且有凉遏冰伏,使邪不外达且易耗伤阴液。甘寒滋腻之品如麦冬、生地黄等受邪热煎熬,其膏液即化为胶涩,结于胸脘,反致邪热不得从里而外达。正如蒲辅周所指出的:"到气才可清气,清气不可寒滞,如生地、玄参之类,若之反使邪不外达而内闭;若用白虎证,亦不可加三黄解毒泻火。"这样,方的性质由辛凉变为苦寒,就成了"死白虎",反不能清透其热,或导致由"热中"变"寒中"。清气,当展气机以轻清,早用滋腻,阻滞气机,热邪则不得外达;白虎汤证中若加入苦寒,药直趋下行,则无达热出表之力。章虚谷说:"清气不寒滞,反使邪不外达而内闭,则病重矣。"

白虎汤虽然大清肺胃气分之热,其辛散之力可使郁热外达,但其毕竟寒凉质重下坠,用在上中焦热盛之证,有药过病所伤及脾阳之虞,甚至直趋下焦而伤阳气。对此张锡纯提出凡用石膏皆应煎取大剂,小量频服,或"徐徐饮下",甚或"一次只饮一口"等。这样可使其药性逗留上焦清解肺胃蕴热。或因素体中阳虚者,可因证煎汤热饮,是取"热因热用,不使伤胃"之法,并应注意中病即止,谓待"其热退至八九分,石膏即可停止"。

对石膏重坠及知母苦降之弊,特别对素体阳气虚者,张锡纯认为,可在白虎汤中,用生山药代粳米则效果更佳,因山药入煎与粳米同样富浓汁,起到顾护胃气、逗留药性之效,且"兼能固摄下焦元气,使元气素虚者,不致因服石膏、知母而作滑泄";同时温病最惧伤阴,而山药又"最善滋阴",一药而三益矣。鉴于白虎汤中知母之苦降与石膏重坠相并,则下行之力速,提出"以玄参之甘寒,易知母之苦寒"。如此配伍则既避方中寒坠易伤下之短,又扬其凉散解热之长。而对阳明大热,胃火上冲,则恐石膏寒坠之力单薄,而再助重坠开破之品。

第三章　临床各论

第一节　呼吸系统疾病

一、大叶性肺炎

大叶性肺炎是由肺炎双球菌感染引起的、呈大叶分布的肺部急性炎症。本病临床表现以寒战、发热、咳嗽、胸痛、咯吐铁锈色痰为特征。本病一年四季均可发生，而以冬春季节为多见。

中医学对肺炎这一病证很早就有一定的认识。如《素问·刺热》："肺热病者，先淅然厥，起毫毛，恶风寒，舌上黄，身热。热争则喘咳，痛走胸膺背，不得大息，头痛不堪，汗出而寒。"《温热经纬·陈平伯外感温病篇》："风温为病，春月与冬月居多，或恶风，或不恶风，必身热咳嗽烦渴。"因此，根据临床表现，本病与中医的"肺热喘咳""风温"颇为相似。多因寒温失调，劳倦或醉后当风等，导致人体正气不足，肺气失固，复感风热之邪或风寒入里化热而发病。

医案精选

◎案

某，男，40岁，职员。1993年5月10日初诊。患者3天前受凉后出现恶寒，继而发热、头痛、少许咳嗽，门诊按"风热外感"治疗后汗出，热退。数小时后出现寒战，壮热，体温（T）38.5～40℃，翌日逐渐出现胸痛，咳嗽，面赤唇焦，大汗引饮，神昏谵语，大便3天未解。T 39.5℃，急性热病容，意识模糊、呼吸困难、鼻翼翕动,右侧胸廓活动受限,语音震颤增强,叩诊呈浊音,听诊呼吸音减弱,可闻及支气管呼吸音及湿啰音。化验:白细胞(WBC)18.5×10^9/L、中性粒细胞(N)80%、淋巴细胞(L)20%。X线片示:右侧大叶性肺炎。舌质红绛,苔黄厚腻,脉洪数而滑。

处方:石膏50g(先煎),知母15g,大黄15g(后下),芒硝6g(冲),栀子15g,连翘15g,甘草5g。

3剂后热退神清、燥屎排出。咳嗽较前突出,咯黄稠痰。治疗将前方减竹叶,大黄同煎,杏仁10g,桔梗10g。连服5剂症状消失,血常规恢复正常,X线片复查病灶全部吸收。

◎案

刘某,女,23岁,职员。患者因高热、咳嗽、胸痛于1958年5月18日初诊,2天前突发高热恶寒,虽覆棉被三四条仍不解,热如烫炭,不汗出,咳嗽,咯出黄色痰,左侧胸痛,肢楚,便艰,溺赤,舌白,口渴多饮,脉浮滑,患者怀孕4个月。体格检查:T 39.3℃,急性病容,皮肤可见皮疹及出血点,咳嗽,咯吐铁锈色痰,左胸剧痛,听诊呼吸音减弱,心影不大,心前区可闻及吹风样杂音,腹部压痛,肝脾未及。X线片:左上肺大片浸润影。西医诊断为大叶性肺炎。中医诊断为痰热内郁,新感引动伏邪。先以辛凉解其表邪。

处方:薄荷、桑叶、防风、菊花、桔梗、前胡、杏仁。

昨天热势又起,大汗,喘而气促,神不安,舌白中黄,渴欲饮水,眼痛,唇燥,鼻血,脉浮数。此乃邪热内伏,病邪尚有外宣之机,故从表里两解法:方用白虎汤加减,患者7剂后病情好转,未再热。

◎案

黄某,男,30岁。1958年3月5日初诊。患者高热2天,微有恶寒,微汗,咳嗽气急、咯黄色痰,左胸痛,口渴喜冷饮,大便干枯,小便少,舌苔白边尖稍红,脉数。体格检查:脉搏(P)128次/min,呈急性病容,略发绀,背部左下肺湿啰音,心率正常。予以白虎汤加减,3剂,热退身凉,未再发高热。

按 大叶性肺炎多为外感风寒,化热入里,炼液成痰,痰热壅肺,气道失宣而肺气上逆所致,肺与大肠相表里,故肺中热邪,下移大肠,使肠进失传,与燥屎互结,而为阳明腑实之证。故以泻热通腑,使火热之邪借阳明之道而出,方中重用石膏清肺泻热,大黄泻火通便,清上泻下,简便效廉,临床值得一用。

二、支原体肺炎

支原体肺炎是肺炎支原体引起的呼吸道和肺部急性炎症病变。多见于儿童和青少年,全年均可发病,以冬春季为多,可在集体儿童机构或家庭中引起小流行。大多起病缓慢,初期有发热、干咳、咽痛、头痛、关节痛、周身不适等表现,后期有刺激性痉挛性咳嗽、气促、喘憋、咯血丝痰、斑疹及多系统受累表现。

从病因学角度看,应属于中医外感六淫致病,如《症因脉治》列出“外感咳嗽”病名;从流行性特点及以发热为主症分析,可归属于“时行疫病”或“时行温病”,如戴天章在《广瘟疫论》中指出“时行疫病”致咳为疫邪夹他邪干于肺所致;从本病病位在肺,以咳嗽、喘促、咯痰等肺系症状为主要表现来归类,可归于“肺炎喘咳”“风温肺热”“喘咳短气”;也有将本病归于“春温”“风温”“秋燥”等的记载,如陈复正在《幼幼集成》中指出“秋燥乘肺,咳嗽无痰”。

医案精选

◎案

蒋平治疗支原体肺炎20例,男性12例,女性8例;年龄最小1岁,最大24岁;病程最短15天,最长2个月,平均37.5天。化验:白细胞计数正常者10例,大于10×10^9/L者10例;血清冷凝集实验均为阳性;肺部X线片示单侧云雾状阴影16例,肺门阴影增重4例。20例患者均表现为发热,咳嗽,痰稠色黄,胸闷憋气,咽干,面赤,大便秘结,舌红苔黄,脉弦滑数。血清冷凝集试验阳性,肺部X线片示单侧云雾状阴影或仅肺门阴影增重。辨证属肺胃热盛、热郁痰阻、复感外邪。治以清肺泻热、养胃益阴、止咳化痰。方用白虎汤加味。

处方:生石膏、知母、粳米、生甘草、炒杏仁、前胡、连翘、大青叶、石斛、栀子、牡丹皮、瓜蒌、陈皮等。水煎服,每日 1 剂。

治疗效果:8 例患者服药 1 周,12 例患者服药 2 周,症状均消失。后嘱其避风寒,忌辛辣,加强锻炼,随访 2 个月均未复发。

肺胃热盛、热郁痰阻、复感外邪是此病的病机要点,故以清肺泻热、养胃益阴、止咳化痰为治则。方用白虎汤(生石膏、知母、粳米、生甘草)清泄阳明经之热为主方;拟加连翘、大青叶、栀子、牡丹皮清热泻火;石斛、粳米、陈皮养阴益胃;杏仁、前胡、瓜蒌止咳化痰、理气宽胸。诸药配合共奏清肺泻热、养胃益阴、止咳化痰之效。临床观察发现,20 例患者体质多偏阳盛,故风寒外袭,易从阳化热,内闭肺气,引发伏痰,热易伤阴,因此当以清宣化痰为主,不宜辛温宣发。

三、肺结核

肺结核是由结核杆菌引起的呼吸系统的一种慢性传染病。传染源主要是带菌的患者。本病主要临床表现是发热、盗汗、消瘦、咳嗽、咳痰、咯血、胸痛及气急等。临床分五大类型,即原发性肺结核、血行播散型肺结核、浸润型肺结核、慢性纤维空洞肺结核及结核性胸膜炎。其治疗主要是应用抗疥药物。

本病属于中医"肺痨"范畴,临床上以阴虚多见。《医门法律》就明确指出:"阴虚者十之八九。"《丹溪心法·劳瘵》亦倡"劳瘵主乎阴虚"之说,故一般治疗以甘寒养阴为大法。

医案精选

◎案

姚某,女,48 岁,家庭妇女。2009 年 6 月 11 日初诊。患者 20 天前因受冷出现咳嗽,痰色白易咯出,胸闷,疲乏。6 天前不明原因畏冷,发热,体温达 40℃以上,汗出而热不退,咳嗽加剧,痰转黄而质稠,气促,伴头痛,食欲不振,夜间盗汗,小便短而赤,在外经诊治无效,既往健康。查体:T 39℃,P 108 次/min,呼吸(R)24 次/min,血压(BP)135/75mmHg(1mmHg＝0.133KPa)。神清,左颈部触及数粒无触痛如绿豆大小质软可移动的淋巴结,咽部充血,双肺闻及支气管肺泡音,心脏正常,肝脾未触及,余无特殊。血常规:WBC $3.9 \times 10^9/L$,N 78%,L 22%;尿常规:蛋白(＋),红细胞(RBC)少许;大便常规正常;抗链球菌血素 O < 250IU/ml;ESR 10mm/h;血糖(BG)6.1mmol/L;肥达反应阴性;痰查结核杆菌一次呈阳性,二次呈阴性;X 线片见双肺纹理普遍增粗。初诊:呼吸道感染。治疗:每日青霉素 960 万 U 分组静滴,链霉素 0.5g 肌内注射,每日 2 次,配合纠酸,纠正水电解质平衡紊乱等对症处理。3 天后体温不退呈稽留热型,气促加剧,倦怠软弱,改中医治疗。症见:身热咳嗽,咯痰黄稠,动则气急,心烦,汗出如洗,大渴引饮,舌质红,苔黄燥,脉象洪数。证属气分邪热炽盛,痰热恋肺,热燔阳明。治当清金化痰,泻火生津。方用白虎汤加减。

处方:石膏60g(先煎),知母、黄芩、山栀子、天花粉、芦根各15g,全瓜蒌30g,桔梗、蜜紫菀、甘草各9g。每日 1 剂,水煎 2 次分服。

当日体温降至38.9℃,再服后热退尽,病情明显改善。至此,X 线片提示双肺弥漫散在密度较淡粟粒状阴影,上野、中野尤著,结论为粟粒性肺结核。结核菌素皮内试验强阳性。确诊为伤寒型急性粟粒型肺结核。前方减石膏为30g,加百部20g。续服 9 剂,同时配合链霉素、异烟肼、利福定、乙胺丁醇四联抗痨药物治疗,症状消失而出院。随后本方与百合固金汤联合化裁应用 2 个月,X 线片复查示双肺粟粒状影已大部分吸收。因耳鸣停用链霉素,三联抗痨药继续维持 3 个月后恢复正常。

按 本病"伤寒型急性粟粒型肺结核"表现为正胜邪实,具体中医中药疗法尚少见载,自拟方清金白虎汤方中药物同归肺胃经,石膏、知母清泻肺胃之火而除烦,配以天花粉、芦根甘寒清热生津,均为清气分实热药,黄芩、山栀苦寒清肺泻热,全瓜蒌、桔梗、蜜紫菀化痰宣肺止咳,甘草缓和药性。"有是证,用是药",紧扣病机,中病即应用于临床急症、重症,在短期内现效。肺痨一病,临床上以阴虚多见。《医门法律》就明确指出:"阴虚者十之八九。"《丹溪心法·劳瘵》亦倡"劳瘵主乎阴虚"之说,故一般治疗以甘寒养阴为大法。

四、肺脓肿

肺脓肿是由于多种病因所引起的肺组织化脓性病变。早期为化脓性炎症,继而坏死形成脓肿。多发生于壮年,男性多于女性。根据发病原因有经气管感染、血源性感染和多发脓肿及肺癌等堵塞所致的感染。肺脓肿也可以根据相关的病原进行归类,如葡萄球菌性、厌氧菌性或曲霉菌性肺脓肿。肺脓肿发生的因素为细菌感染、支气管堵塞,加上全身抵抗力降低。

中医学并无肺脓肿这一病名,但根据其临床主要证候如发热、咳嗽、胸痛、咯脓痰或臭痰等,应属于"肺痈"范畴。如《金匮要略》云:"若口中辟辟燥,咳即胸中隐隐痛,脉反滑数,此为肺痈。"又说:"咳而胸满,振寒脉数,咽干不渴,时出浊唾腥臭,久久吐脓如米粥者为肺痈。"从这里所描述的肺痈主要证候,与肺脓肿极为相似。故对肺脓肿的认识和治疗,应从肺痈范围内加以探讨。中医学对本病病因的认识,包括外因、内因两个方面。外因主要是指感受风热病邪,自口鼻侵袭于肺;或者由于素来痰热偏胜(如平时过食辛热煎炙食品或长期嗜酒而致湿热内蕴等),复感外邪而发病。内因主要是指正气不足,易于感受外来病邪,即所谓"邪之所凑,其气必虚"。由于风热外袭,先侵犯肺卫,故初起即见恶寒、发热、咳嗽等肺卫证候;肺受热灼,气失清肃,炼津为痰;痰热阻塞肺络,肺叶受损,进而血败肉腐,形成脓肿,咳出多量脓痰或血痰。若病势迁延,热邪不退,耗损气阴,则可致正虚邪恋,导致慢性病变。说明其病势消长取决于病邪强弱、正气虚实以及治疗得当与否。因此,临床抓紧早期、合理地治疗是很重要的。由于肺脓肿主要病机表现为痰热脓毒袭肺,故其治法大体不外三个方面:即清热解毒、祛痰排脓、养阴清肺。临床依病情进展,可分三个阶段,即初期(痈前期)、中期(溃脓期)、后期(恢复期)。临床治疗亦分3期进行治疗。

医案精选

◎案

某,女,工人。高热,咳嗽,左侧胸痛4天,咯稠痰,汗出热不退,大便六七天未解,口干引饮。体格检查:T 39℃,咽红充血,左上肺呼吸音明显减弱,语颤增强,苔黄腻,质红,脉滑数。WBC 12×10^9/L,ESR 97mm/h,痰培养有柠檬色葡萄球菌。X 线片示:左上肺大片密度增深影,中有透明区及液平。诊断为肺脓肿。治以清热解毒,祛痰排脓。方用白虎汤合千金苇茎汤加减。

处方:石膏40g,知母15g,鱼腥草、金银花、鲜芦根、冬瓜子、薏苡仁各30g,桔梗、黄芩各15g,桃仁、浙贝母各10g,黄连、生甘草各5g。

上方每日服2剂,并加服黄连粉15g,装入胶囊,4次吞服,服药5天后,热退至38℃,继进前方,5天后,热退清,咳吐脓痰明显减少,继服2周,诸症悉除,改清养补肺之剂,再进服2周,X线片复查,左上肺炎性浸润已吸收,空洞尚未完全闭合,门诊随访治疗2个月,X线片复查,空洞闭合而痊愈。第二阶段为肺脓肿后期,邪势略却,溃久正气虚弱,临床表现低热,咳嗽痰少或无臭痰,胸痛减轻,X线片检查:肺部炎性尚未消散,有空洞或少量液平。治以扶正祛邪并进,清热解毒,益气养肺,用白虎汤加黄芪、合欢皮各30g,太子参、北沙参各15g。促进正气恢复,肺部炎症彻底消散,空洞闭合而愈。

◎案

某,男,70岁。原有慢性支气管炎病史10余年,最近因咳嗽胸痛,低热2个月而住院,经CT和支气管镜检查,排除肺肿瘤和结核,诊为慢性支气管炎、肺脓肿,曾用大量多种抗生素治疗2月余,疗效不佳而转中医治疗。症见:咳嗽,咯吐黏痰,胸痛,低热,T 38℃左右,头晕乏力,神疲。体格检查:右下肺呼吸音减弱,语颤增强,左肺底可闻及湿性啰音,舌红光剥少津,脉细弦。X 线片:右下肺脓肿伴有液平及周围炎性浸润。中医诊为肺痈。此乃病久气阴两亏,痰、热、瘀蕴阻于肺。治以益气养阴,清热解毒化痰瘀。方用白虎汤加减。

处方:石膏30g,知母20g,鱼腥草、冬瓜子、桃仁、黄芩各20g,北沙参、黄芪各15g,浙贝母、桃仁各10g,生甘草5g。

上方每日服2剂,并用黄连粉5g装入胶囊,4次吞服,另用野荞麦根3包、赤芍、牡丹皮各15g,浓煎200ml保留灌肠,每晚1次,治疗2周后低热退清,咳嗽、咯痰减少,胸痛不显。X 线片复查:右下肺脓肿吸收。停止灌肠,原方继进,改每日服1剂,又继服2周后,咳嗽少,头晕减轻,胃纳增加,胸痛消失,精神好转,胸部X线片复查与前比较,明显吸收。原方加合欢片30g,再服 2 周后,诸症若失,再查胸部 X 线片,肺脓肿已吸收消失,空洞闭合而愈。

◎案

某,男,66 岁。2013 年 11 月 8 日初诊。患者否认肺结核等传染病史,对花粉、粉尘、皮毛等多种物质过敏,对青霉素、头孢、磺胺类药物过敏。4 天前患者无明显诱因出现恶寒、发热,体温最高达 42℃,伴有咳嗽、咯痰,咯吐脓痰,质黏量多,不易咯出,伴喘息气促,自服罗红霉素后症状未见缓解,遂就诊于某医院,予盐酸依替米星注射液静脉滴注,连续 3 天后症状未缓解。1 天前患者自觉症状加重,恶寒、发热,自测 T 39℃,无汗出,伴有咳嗽气喘,咯吐脓痰。遂就诊于急诊门诊,查血常规示:WBC 19.92 × 10^9/L,RBC 4.13 × 10^{12}/L,血红蛋白(HGB)130.0g/L,血小板(PLT)193.0 × 10^9/L,L 3.6%,N 88.3%,ESR 76mm/h,C 反应蛋白(CRP)> 160mg/L。生化示:BG 5.77 mmol/L,血尿素氮(BUN)7.29mmol/L,肌酐(Cr)84μmol/L,谷丙转氨酶(ALT)13U/L,谷草转氨酶(AST)14U/L,肌酸激酶(CK)65U/L,白蛋白(ALB)33.0g/L,血清钾(K)3.4mmol/L,血清钠(Na)139mmol/L。血气示:酸碱度(pH)7.431,二氧化碳分压(PCO_2)36.1mmHg,氧分压(PO_2)122.3mmHg,血氧饱和度(SpO_2)98.5%,剩余碱(BE)0.4mmol/L。胸部 CT 示:右中叶肺脓肿。予莫西沙星抗感染治疗,盐酸氨溴索化痰定喘治疗后,症状未见明显缓解,故收入本院 ICU 治疗。入科后查房:患者神清,精神尚可,4 天前发热,体温最高达 42℃,咳嗽,咯吐脓痰,气短,面色黄,自汗出,食欲差,进食少,大便不干,日一行,小便调。体格检查:桶状胸,吸气末可见肋间肌凹陷。双侧语颤对称未见异常,双侧无胸膜摩擦感。双侧肺叩诊清音,双肺呼吸音弱,左上肺及右下肺可闻及哮鸣音,右下肺背部可闻及湿啰音。舌胖、色淡暗、苔黄腻,脉弦滑。因患者属过敏体质,抗生素应用受限,暂予亚胺培南西司他丁钠联合莫西沙星抗感染,加予中药干预。辨病为肺痈,辨证为郁热、痰浊阻肺,中药以涤痰浊、清热为主,方用白虎汤加味。

处方:生薏苡仁 20g,制附子 15g(先煎),败酱草 45g,厚朴 15g,生麻黄 10g(先煎),生石膏 50g(包煎),杏仁 15g,细辛 10g,清半夏 30g,五味子 10g,干姜 10g,浮小麦 30g,生黄芪 30g。嘱水煎,每日 1 剂半,分 3 次服,每次 200ml,连服 3 剂。

2013 年 11 月 11 日查房,患者仍有发热,体温最高达 38.3℃,仍咳嗽、咯脓痰,痰色褐量多,可自行咯出,痰液留样示分层样痰,仍喘息气促,有汗出,言语缓慢,反应迟钝,食欲尚可,偶有泛酸烧心,大便昨日 2 行。查舌胖、色淡嫩、苔白腻,脉弦滑。血细胞分析 CRP: N 86.3%,WBC 12.65×10^9/L,淋巴细胞绝对值(L) 0.69×10^9/L,CRP 136 mg/L;快速血气分析(微电极):pH 7.415,PO_2 83.8mmHg,PCO_2 38.8mmHg,$cHCO_3$ 24.3mmol/L,BE 0.1mmol/L。PCT 0.65ng/ml。患者胸部 CR 示脓肿空洞渐现,痰液可见肺部坏死组织脱落排出,为渐愈征兆,予守方继服。

2013 年 11 月 14 日查房,患者高热已退,偶有低热,体温最高达 37.5℃,自主饮食,咯吐脓痰,量较前明显减少,色黄白,自诉口腔溃疡,大便昨日未行,小便量可。舌暗、红苔、黄白腻水滑,脉浮滑。辅助检查:全血细胞分析 + CRP:CRP 48 mg/L,PLT 220.0×10^9/L,HGB 119.0g/L,L% 11.9%,RBC 3.87×10^{12}/L,红细胞比容(HCT) 35.60%,M 7.8%,WBC 7.80×10^9/L,N 77.6%。快速血气分析(微电极):$cHCO_3$ 28.8mmol/L,BE 4.4mmol/L,PCO_2 42.0mmHg,pH 7.454,SO_2 97.5%,PO_2 92.8mmHg。胸部 CR 示:考虑右下肺炎症,必要时治疗后追随观察,其他所见同前。结合患者舌脉症,患者证治同前,予守方继服。患者目前高热已退,咯吐脓痰较前明显减少,且痰色转黄白,拟转入普通病房继续治疗。

2013 年 11 月 25 日查房,患者神清,精神可,咯吐黄白痰量不多,夜间心烦,纳眠可,大便每日 1 次,小便调。体格检查:桶状胸,吸气末可见肋间肌凹陷。双肺呼吸音弱,左上肺及右下肺可闻及哮鸣音。心腹(-)。舌暗红、苔薄黄,脉滑。中医辨证为痰热未清,治以清热化痰除烦为主,方用千金苇茎汤合小陷胸汤合栀子豉汤加减。

处方:芦根30g,薏苡仁50g,冬瓜子30g,桃仁15g,黄芩30g,清半夏30g,全瓜蒌30g,石菖蒲30g,胆南星30g,橘红30g,茯苓30g,炒栀子10g,淡豆豉10g。嘱水煎服,每日 1 剂,分 2 次服。

2013 年 12 月 4 日,患者咳嗽、咯痰较前明显较少,痰色白,易咯出,心烦较前减轻。胸部 CT 示:右肺中叶肺脓肿复查病变较前范围缩小。予翌日出院。

按 高热往往是邪热炽盛的表现,但亦有少数高危重病例反无发热,有一部分病例在发热前有恶寒现象,多数发热病例有汗出,但汗后热不退,或暂时下降,部分病例热退后仍有汗出,特别是盗汗。经中医药治疗后,热退为有疗效的第一个标志,一般于服药后 1 周左右开始退热,最快者 2 天,最慢者 46 天,多数于 3 周内退清。所有病例均有咳嗽,大多咳吐臭秽脓痰,少数仅有泡沫痰,部分病例脓痰内带血。经中医药治疗后,咳吐脓痰量可一度增多,随着热退,大量脓痰排出后,咳嗽渐稀少,痰转成泡沫质。咳嗽较一般症状消失慢,咳痰症状消失后,干咳会持续一段时间。有效病例咳嗽消失最快 10 天,最慢 75 天,多数在 30 天左右消失;脓痰咯尽最快 4 天,最慢 60 天,多数在 20 天左右咯尽。多数病例有病侧胸痛,大部分病例在发热期食欲减退。随着热退咳减,食欲亦渐增加,虽然长期服中药但对胃毫无影响,故大多数治愈病例至出院时体重无下降。舌苔在病变过程中的变化不大,一般为薄腻苔,少数高龄病重患者,舌苔厚腻,部分为黄苔或边白中黄薄苔;一些患者其热虽盛,但舌苔仍滋润,无干燥伤津的现象,随着病情的好转,舌苔渐趋正常。舌质多数较红,但亦有少数病例舌质淡者;少数病例热退脓痰减少后出现舌尖红的阴亏舌,但经服滋阴剂后渐恢复正常。从脉舍证,患者口干,咳时胸中隐隐作痛,咳唾脓血,脉虚数的为肺痿,脉滑的为肺脓肿。在病势进展期大多数是滑数或弦数脉,此乃热毒邪盛的表现;少数病例因正气虚弱而出现虚数或细数脉。一般于热退后脉象渐趋缓和,部分病例数脉现象可持续一段时间;少部分病例在疾病的后期出现细脉,这是正气虚弱的表现。绝大多数患者有发热表现,辨证皆属于热的范畴,虽发热口干燥,而欲引饮者却很少,这与《金匮要略》所说的肺痈"口干……咽燥不渴"的症状相符,清代高学山认为:"肺热则甘泉不升于灵道,故口干而且咽燥也……渴根于胃,胃不病,故但咽燥而不渴也。"似有道理。

第二节　循环系统疾病

一、高血压病

高血压病是一种以动脉压升高为特征,可伴有心脏、血管、脑和肾等功能或器质性改变的全身性疾病。

高血压病属于中医"头痛""眩晕""肝风"之范畴,其发病与情志失调、饮食不节及内伤虚损有关。本病发病机制复杂,但归纳起来不外风、火、痰、虚四个方面,临床以虚证或本虚标实证较为多见,主要为肝肾阴虚。肝肾阴虚,肝阳上亢,则出现下虚上实之证;病久不愈,阴虚及阳,可致阴阳两虚;肝阳上亢可化火动风;风火相煽,煎熬津液则为痰。治疗时须详察病情,对其实证可选用熄风、潜阳、清热、化痰等法治之。

医案精选

◎案

王某,男,48 岁。1983 年 5 月 16 日初诊。患者发现高血压 1 年余,血压最高 240/130mmHg,最低 180/110mmHg,曾用利血平、罗布麻、维压静等降压药,疗效不著,住某医院 2 个月基本控制,但出院不久,又回升到原来最高水平,反复多次,稳定不住,而求治于中医。形体丰腴,汗出溅然,头昏头痛,以前额为甚,面赤心烦,渴,喜凉食冷饮,头眩耳鸣,失眠多梦,小便黄赤,大便干,舌质红,苔黄燥,脉弦滑而数。证属阳明热盛,合并肝阳上亢,治以清阳明气分之热为主,佐以凉肝。方用白虎汤加味。

处方:生石膏 60g,知母 12g,炙甘草 6g,粳米 10g,夏枯草 30g,钩藤 30g（后下）。3 剂。

二诊:上药服完,头昏头痛、渴心烦均以减轻,血压（BP）190/120mmHg,余症同前,上方将生石膏改为 30g,加代赭石 30g、磁石 30g,再进 3 剂。

三诊:药服完血压降至 170/90mmHg,大便通畅,诸症随之而减其大平,口不渴,已能平静入睡,但耳鸣口眩、脉弦滑未除。此乃阳明经之热已解,而肝阳上亢未除之故,遂以龙胆泻肝汤加减以善其后,先后加夏枯草、钩藤、白芍、珍珠母、生龙骨、生牡蛎、玄参、麦冬、生龟板、生鳖甲,服药 30 余剂,使血压稳定在正常范围内,观察三年无反复。

◎案

某,女,56 岁。2008 年 5 月 6 日就诊。主诉:1 天前因劳累过度,自觉头晕眼黑,下午出现剧烈头痛,以前额及眉棱骨处较甚,似锥刺样,呈持续阵发性加重,并伴有呕吐,呕吐物为胃内容物及胃液。无血液及其他异物,每次量约50ml,当时测 BP 175/112mmHg。望诊:闭目仰卧,头似带困,烦躁不安,面如油垢,时有汗出,鼻干唇燥,舌红苔厚。闻诊:言语清晰,口有臭味,偶尔微咳。问诊:阵发性头痛,不敢扭动,以前额及眉棱骨处较甚,胸膈满闷,食入即吐,心中急躁,口渴欲饮,小便短赤,大便干燥。切诊:颈项稍强,脘腹微胀,皮肤潮热,六脉洪大,搏指有力。证属胃热炽盛,肝阳上亢。治当清泻胃热,平肝潜阳。方用白虎汤加减。

处方:生石膏30g,代赭石15g,石决明15g,知母10g,菊花15g,粳米30g,竹茹6g,甘草5g。3 剂,水煎服。

再诊见头痛减轻,二目敢睁,呕吐已除,仍有吸气。方见疗效,继进 2 剂。2 剂后头痛消失,仍有眩晕,能进饮食,但感口苦,口干。饮食乏味。上方去代赭石、石决明,加石斛、麦冬各 15g,2 剂。上药共用 7 剂后,头晕减轻,精神好转,但腹部胀痛,3 天未大便。腹痛拒按,坐卧不宁,舌苔黄燥,脉滑实。腑实证已成,急投大承气汤下之。方用大黄 30g(后下),枳实、川厚朴各 10g,芒硝30g(用汁冲化温服),1 剂。服药 30min 后,下燥粪甚多,顿时胀消痛止,诸症俱除。追访未见复发。

按 高血压病在中医学中并无此名,但从脉证来看,始见剧烈头痛,嗳气呕吐,汗出脉洪大,舌质红,苔厚腻,颇似阳明经证,故投以白虎汤加代赭石、石决明而痛解呕止。后又转为腹胀痛,便不通,脉滑实,苔黄燥,颇似阳明腑证,故投以大承气汤而腹气得通。白虎为西方金神,秋金得令则炎热自消。且石膏辛能走外以解肌表,寒能治里以胜胃火。知母苦寒以清肺胃之热,甘草、粳米益胃护津,使大寒之剂而无损伤脾胃之虑。根据病情加石决明以平肝,代赭石以降气。诸药合用,共奏清肝泻热之功。大承气汤由于能峻下热结,承顺胃气,使塞者通,闭者畅,故名承气。方中大黄荡涤热结,芒硝润燥软坚,枳实开幽门之不通,川厚朴泻中宫之实满。合四药而观之,可谓无坚不破,无微不入,故曰大也。

二、心肌炎

心肌炎多由病毒侵犯心脏所致,以心肌细胞变性坏死和心肌间质的炎性改变为主要表现的疾病,可伴有心包或心内膜炎症。本病常继发于感冒、麻疹、腮腺炎、腹泻等病毒性疾病之后,临床表现以神疲乏力,面色苍白,心悸,气短,肢冷多汗为特征。轻重不一,如能早期发现治疗,预后大多良好,但少数可发生心力衰竭、心源性休克,甚至猝死。

该病属于中医"风温""心悸""胸痹"等范畴。

医案精选

◎案

涂某,男,17 岁。1983 年 4 月 8 日初诊。1 个月前,患急性扁桃体炎后,出现心悸、胸闷,经某医院诊断为风湿性心肌炎。西药治疗 2 周,效果不佳。症见:发热、微恶寒,心悸,胸闷,关节疼痛,肢体倦怠,食少纳呆,喜冷饮,小便黄赤,大便数日一行,舌红,苔黄腻,脉滑数。心电图提示:T 波低平,Q - T 间期延长。胸透见心影扩大,心尖区可闻及 Ⅱ 级收缩期吹风样杂音。ESR 98mm/h。中医诊断为心悸、胸痹、痹症。辨证为湿热蕴结于心胸,脉络痹阻。治以清热除湿,解毒,佐以宽胸。方用银翘白虎汤加减。

处方:金银花、连翘各30g,石膏40g,知母、粳米、防己、瓜蒌皮各20g,苍术18g,黄连8g,丹参24g,甘草10g。

3 剂后,寒热除,心悸、胸闷大减;10 剂后,诸症消失。心电图检查正常。心脏未闻及明显杂音,后用归脾丸调理善后,随访 5 年,未见复发。

按 患者初因感受湿邪,郁而化热,使湿热蕴结于心胸,脉络痹阻,故用金银花、连翘、石膏、知母、黄连、甘草清热解毒;苍术、防己、瓜蒌皮利湿通痹;丹参活血通络;粳米、甘草扶助胃气,共奏清热解毒,利湿通痹之功。

◎案

高某,男32,岁。高热、胸闷痛5天。心烦、心悸、口干咽燥、大便干结、舌红有瘀点、苔黄、脉细数。CK 386 U/L,CK－MB 310 U/L,HBD 284 U/L,AST 86 U/L,ALT 74 U/L,抗心肌抗体阳性。西医诊断为病毒性心肌炎。里热炽盛,耗伤津气,正不胜邪,故见心烦、胸痛、心悸,口干咽燥。为外邪入里,里热炽盛,津液耗伤,属白虎汤证。治以清热泻火,益气养阴。方用白虎汤加减。

处方:石膏50g,甘草15g,粳米20g,生晒参20g。

服上方3剂后高热已平,胸闷痛、心悸减轻,痰减少,再服5剂,胸闷痛、心悸减轻,痰减少,改用竹叶石膏汤,7剂后心烦、心悸口干咽燥已平,大便干结、大便通畅,去石膏加白术30g、茯苓30g、白芍15g、当归15g,服3周后胸闷痛已痊愈。心肌酶恢复正常。

◎案

王某,女,3岁。发热、胸闷痛5天。心烦,心悸,气短,乏力,少气懒言,咳嗽,发热,口干,恶心,呕吐,舌红苔黄,脉细数。CK 240 U/L,CK－MB 164 U/L,HBD 140 U/L,AST 82 U/L,ALT 60 U/L。西医诊断为病毒性心肌炎。热伤津气,正不胜邪,故见心烦、胸痛、心悸,口干咽燥。为外邪入里,里热炽盛,津液耗伤,属白虎汤证。治以清热泻火,益气养阴。方用白虎汤加减。

处方:竹叶20g,石膏30g,甘草10g,粳米20g,生晒参20g。

服上方7剂热已平,恶心、呕吐、咳嗽、胸闷痛、心悸减轻,痰减少。去石膏加黄芪30g、玉竹30g、白芍15g、当归15g,服15剂后,胸闷痛,心悸,气短已平。上方加党参20g、茯苓20g、白术20g,服28剂后复查心肌酶恢复正常。

第三节　内分泌代谢系统疾病

一、痛风

痛风是嘌呤代谢紊乱、尿酸排泄减少所引起的一种尿酸盐沉积所致的晶体相关性关节炎。人体血液中98%的尿酸以钠盐形式存在,通常状态下尿酸溶解度约为64mg/L,饱和度约为70mg/L;当尿酸产生过多或排泄过少时,血液中尿酸盐就会超过正常的饱和度,即尿酸盐的过度饱和,这种状态称为高尿酸血症,极易导致尿酸盐结晶沉积在关节内外组织,由此引起的急性炎症反应和慢性功能性损伤即称为痛风。

痛风因最主要的临床症状表现为关节疼痛,因此属于中医学"痹症"范畴,也可称作"白虎历节",此外与其相关的病名还有"痛风""痛痹""脚气"等。在《黄帝内经》时期,并无"痛风"一名,以痹症统称。痛风性关节证候分为四型,包括湿热蕴结型、瘀热阻滞型、痰浊阻滞型和肝肾阴虚型。

医案精选

◎案

石某,女,60岁。2006年3月28日初诊。患者"痛风",在某医院风湿免疫科服用中西药2个月不效,有急性肾盂肾炎病史,小便隐血(+ + +)始终不消。就诊时患者脚趾疼痛难忍,走路受限,下肢踝关节热肿,血压偏高,眼睛干涩模糊,视网膜脱落,耳鸣,口渴,夜间张口睡觉,小便量不多,舌淡胖,体大,有齿痕,苔薄。方以猪苓汤加白虎汤加减。

处方:石膏30g,泽泻60g,滑石15g(包),阿胶10g,连翘30g。

服药1周后,血压下降,局部热肿略微好转,原方服用半个月后复诊时患者非常高兴,诉说脚趾疼痛几乎消失,腿肿消失,舌体胖大好转,血压稳定,查尿隐血(+ +),2007年3月13日随访患者痛风未犯。

按　大多数原发性痛风的发病是尿酸的排泄障碍,痛风急性期常疼痛难忍,表现为午夜因疼痛而惊醒,突然发作的下肢远端单一关节红肿热痛和功能障碍。痛风患者可有泥沙样尿酸结石,较大者有肾绞痛、血尿等,结石容易合并感染出现肾盂肾炎、肾积水等,而原发性急性肾盂肾炎多由下尿路感染向上蔓延所致,出现除膀胱刺激症状外常伴有畏寒、寒战、高热等,常有腰酸乏力、全身不适,尿检查有脓细胞和红细胞,此案患者可能有原发性肾盂肾炎,有痛风后加重其感染,而致尿隐血反复不消。猪苓汤是治疗尿路感染如膀胱炎、肾盂肾炎以及尿路结石、肾积水等泌尿系统疾病的专方,此案用大剂量猪苓汤,量大而力宏,不仅对肾盂肾炎,同时还有排尿酸,防止泥沙样尿酸结石聚集的功效,故对痛风也有作用。再加用白虎汤以清热除烦。

◎案

谢某,男,56岁,船工。患痛风5年,常反复发作,有时1年数发。近半月来右拇趾关节又剧烈疼痛。经西医诊断为痛风,用西药丙磺舒、秋水仙碱等抗菌消炎治疗无明显好转,故来中医门诊治疗。患者右蹰趾关节疼痛,阵发性发作,痛时剧烈,难以忍受,局部肿胀、发红,有灼热感,口苦干,平素嗜酒,舌红、苔黄腻,脉弦滑。查BUA 1.24mmol/L,ESR、抗链球菌血素"O"、血常规等无明显异常。诊断为痛风、痹症。辨证为风湿痹阻骨节,日久化热夹瘀。治以祛风化湿,清热通痹。方用白虎汤加减。

处方:制川乌(先煎)10g,生石膏(先煎)60g,忍冬藤各30g,白芍、川牛膝各15g,知母、黄柏、苍术、桂枝、当归、独活、桃仁各10g,甘草6g,服5剂。

二诊:疼痛明显缓解,上方加防己10g,丹参15g,继服10剂。

三诊:疼痛基本消失,灼热已解,关节稍肿胀,上方减石膏30g,去忍冬藤、黄柏、苍术、桂枝,加生黄芪15g、炮穿山甲10g,继服15剂。

四诊:疼痛消失,肿胀渐退,复查BUA 0.52mmol/L。继以养血、祛风、化湿之品调理,并嘱其戒酒。后随访2年无复发。

按　此方以寒热并用为主,乌头功同附子,能通行十二经而善祛风散寒,然其性大燥有毒,其剽悍之气易伤阴血;石膏大寒能解肌清热、止痛,为治热痹之要药,然其阴寒之性易伤阳气,气虚体弱之人不可常投。二药同用,石膏可减乌头之毒,且互相制约并去其偏胜,共奏祛风解肌通痹之效。再佐其他祛风、化湿、活血通经之品,观其寒热之偏胜而适当调配,故对痛风病能收到较为满意的疗效。急性痛风关节炎属中医学"热痹""历节"范畴,多在大量饮酒及过食服甘厚味,致湿阻中焦,郁而化热,湿热蕴结关节,壅阻血脉所致。治以清热解毒,祛风通络,活血化瘀。加味白虎汤中石膏、知母、忍冬藤清热解毒;苍术、桂枝、独活、川乌祛风通络,开痹消肿;桃仁、当归活血行血止痛;甘草调和诸药。方证合拍,故疗效显著。

二、糖尿病

糖尿病是一组以高血糖为特征的代谢性疾病。高血糖则是由于胰岛素分泌缺陷或其生物作用受损,或两者兼有引起。糖尿病时长期存在的高血糖,导致各种组织,特别是眼、肾、心脏、血管、神经的慢性损害、功能障碍。包括以胰岛素绝对缺乏为主的 1 型糖尿病(胰岛素依赖型 DM)及以胰岛素相对缺乏或胰岛素抵抗为主的 2 型糖尿病(胰岛素非依赖型 DM)两种类型,其中绝大多数(>90％)2 型糖尿病。

中医虽无糖尿病这一命名,但中医却是认识糖尿病最早的国家之一,"消极""消病""消瘅""消渴""三消"等均是糖尿病的中医命名,现代大都使用"消渴"一名。"消渴"之名首见于《素问·奇病论》:"有病口甘者,病名为何? 何以得之? 岐伯曰:此五气之溢也,名为脾瘅。夫五味入口,藏于胃,脾为之行其精气,津液在脾,故令人口甘也。此肥美之所发也,此人必数食甘美,而多肥也,肥者令人内热,甘者令人中满,故其气上溢,转为消渴。"平素情志不舒,郁怒伤肝,肝失疏泄,必然导致气机郁结,进而化火,消烁津液,上灼肺胃阴津,下灼肾阴;或思虑过度,心气郁结,郁而化火,心火亢盛,损耗心脾精血,灼伤胃肾阴液,故可转为消渴。年壮之时,不知自慎,唯欲房中寻乐,不拘时节,肾气虚损,真精亏耗,气化失司而为消渴;房室不节,劳伤过度,则火因水竭而益烈,水因火烈,而益干,致虚肺燥胃热,发为消渴;过服温燥药物,耗伤阴津。本病病机当从火断,尤其归之火则一也,邪热炽盛为消渴病病机要点,饮食不节、情志过极等均与本病的发生有着密切的关系。

医案精选

◎案

黄某,女,55 岁。1988 年 8 月 12 日初诊。近 2 年来口咽干燥,口渴喜饮,一昼夜喝水 6 750ml,多食善饥,每餐约 200g,一日 4 餐,小便量多,形体逐渐消瘦,体重由 65kg 降至 46kg,BG 9.8mmol/L,尿糖(+ + +),曾在某医院诊断为糖尿病。长期服用甲苯磺丁脲、格列本脲、格列齐特等药效果不显,患者不愿意接受胰岛素治疗,要求服中药。舌质红,苔黄少津,脉滑实有力,脉证合参,证属上、中、下三消,以上中消为主,属肺胃热盛,消耗水谷,灼伤津液所致。治以清胃泻热,养胃生津。方用白虎汤加减。

处方:石膏 30g,知母 15g,生甘草 3g,西洋参 6g,石斛 10g,天花粉 15g,麦冬 12g,黄芩 10g,玉竹 15g,水煎服,每日 1 剂。

服药 15 剂后,多饮多食症状明显减轻,小便次数减少,复查 BG 7.8mmol/L,尿糖(+),舌质淡红、苔薄黄少津,原方去黄芩加生地黄 15g,连服 30 剂,诸症消失,体重增加 5kg,空腹血糖正常,尿糖阴性,随访 2 年未复发。

◎案

王某,男,55 岁。2005 年 6 月初诊。患者形体较壮实,脸色暗红,后背肌肉粗壮。患糖尿病多年,服用降糖药控制。患者喝酒较多。就诊时患者后背肌肉僵痛,汗多色黄,粘衣。腰腿麻木,时有针刺样感觉,大便偏稀,舌红。方用葛根芩连汤合白虎汤加减。

处方:葛根 60g,黄连 6g,黄芩 15g,生甘草 3g,桂枝 15g,赤芍、白芍各 20g,怀牛膝 25g,石膏 30g,知母 15g。

患者服药后较为舒适,坚持服药 2 个月腰腿麻木,针刺样感觉好转,出汗减少,患者坚持服用多年症状平稳,血糖稳定,大便正常。

◎案

朱某,女,70 岁。2005 年 6 月 4 日初诊。体形中等偏瘦,皮肤偏白。发现糖尿病 4 年,用西医降糖药后自觉身体不适,要求中药调理。检查血糖:餐前 9.2mmol/L,餐后 17.3mmol/L。就诊时患者口渴多饮,大便干结,小腿抽筋,两腿乏力,心慌,眼睛模糊,眼前时有发黑。舌体时有疼痛干有裂纹。方用芍药甘草汤合白虎汤合四味健步汤加减。

处方:白芍 60g,赤芍 30g,生甘草 3g,石斛 30g,怀牛膝 30g,丹参 15g,枸杞子 20g,麦冬 30g,北沙参 15g,生石膏 15g,知母 10g,山药 20g。

1 周后患者口渴好转,腿抽筋好转,大便通畅。此方加减一直服用至今,目前血糖稳定,餐前 5.0mmol/L,餐后 6.1mmol/L,精神状态佳,裂纹舌好转,两腿有力,口渴不显,大便正常,腿抽筋少有,体重稍有增加。

◎案

夏某,女性,54 岁,农民。2008 年 10 月 13 日初诊。2004 年 10 月,因昏迷急诊入院检查发现尿酮体(+++),随机血糖 22 mmol/L,完善检查确诊为 2 型糖尿病,糖尿病酮症酸中毒,并予系统治疗。患者出院后用药不规律,反复发作 2 次,每次均以胰岛素及补液治疗,尿酮体阴性后作罢。患者 2 周来因农忙未规律服用降糖药,近几天来发生呕吐求诊。症见:口干饮冷,日饮 5 000ml,呕吐时作,乏力消瘦,近 1 个月体重下降 6kg。头昏沉,饮水后即见汗如珠滚,尿频,夜尿 2 次,大便正常量偏少。纳食少,嗜睡。面色苍白,舌质暗红,少苔,舌下静脉增粗,脉沉略数。患者未用胰岛素治疗。当日空腹血糖 15.6nmol/L;尿常规示:酮体(++),尿糖(+++),尿蛋白(+)。诊断为 2 型糖尿病,糖尿病酮症酸中毒。

处方:生石膏 120g,知母 60g,炙甘草 15g,粳米 30g,天花粉 30g,黄连 30g,生姜 5 大片。

2008 年 10 月 20 日复诊:患者在治疗过程中未用任何降糖西药。患者服药 2 剂,口渴减轻,尿常规示:酮体(+),尿蛋白(-),尿糖(+)。服药至 6 剂,尿常规示:酮体(+),尿蛋白(-),尿糖(+);BG 8.9mmol/L,餐后 2 小时血糖 12.3mmol/L。患者口渴饮冷缓解,减量生石膏至 60g,知母至 30g;加西洋参 9g 益气养阴以调护。加格列齐特缓释片 60mg/d,进一步控制血糖。服上方 28 剂后病情平稳,改为散剂,每次 27g,每日 2 次,煮散 10min,汤渣同服。

按 患者以"呕吐、渴饮"为主症就诊,且喜冷饮。阳明胃火亢盛,蒸灼津液,液被火炼而亏,则思源以灭火,索冷以去热。胃火妄动则呕吐,壮火食气则疲乏嗜睡,火热下趋膀胱见夜尿多,又尿中酮体为水谷运化失常形成之膏浊。考究其源,为热盛伤阴之证,盖其热为主、火为先,阴伤津少为其果。参考糖尿病酮症的特点,血糖异常为源头,液体丢失是主因,当佐以补液降糖之法。该患者为"郁、热、虚、损"之典型热阶段,虽无身大热、脉洪大,白虎汤之四大症未悉具,但其"口渴喜冷"已能概全,为热盛伤津之证。予清热生津之法,此热不在阳明腑,又无有形实邪内扰,故不宜承气类以通腑;又较大黄、黄连泻心之热更急,病位稍表,在气分而未探入脏腑,且伤阴而不宜以苦寒直折为主;更不能滋阴以救火,火大而劲猛,杯水焉能救车薪。病急,根在釜底之薪,故立抽薪之法,是澄源之治,辅以添水灭火。张仲景以白虎冠名,因此方有迅猛之势,可泻火邪;又因其为寒凉重剂,用时当步步小心,切不可恣意妄为。该患者火热横行,非白虎不能灭其焰。选用生石膏120g,寒以胜火,辛以散热,沉以去怯。《景岳全书》曰"(石膏)味甘辛,气大寒。气味俱薄,体重能沉,气轻能升,阴中有阳"。虽为大凉,用于热之内,则能解热,而不畏其凉;阴中有阳,热去则阴液可复,此之用类"补液"之功,与现代医学治法有异曲同工之妙也。《神农本草经》原谓其微寒,其寒凉之力远逊于黄连、黄柏等药,而其退热之功效则远过于诸药。臣以知母60g,用意有四:知母性寒,入阳明胃经助石膏以清热,此其一;又热淫于内,佐以苦、甘,知母味苦,苦能泻火于中,此其二;知母品润,有生津之能,此其三;又入肾而清热,胃火既盛,势必烁干肾水,水尽而火势焰天,故用知母以防传变之理,此其四。用甘草、粳米、生姜调和于中宫,健脾生津;且能土中泻火,作甘稼穑。生姜缓其寒,甘草平其苦,三药又同时护其胃,庶大寒之品无伤损脾胃之虑也。煮汤入胃,输脾归肺,水精四布,五津并行,大烦大渴可除矣。又加天花粉清热生津止渴。黄连苦以降糖,寒可去热,又合生姜辛开苦降,调理胃气、止呕佳品。

在消渴初期热象较明显,且以肺胃燥热为多见,治疗宜清热泻火,生津止渴。针对这种情况,选用白虎汤加减,方中石膏、知母清肺胃之热,兼能润燥生津止渴。沙参、麦冬、天冬滋肺胃之阴,天花粉清热降火,津润燥,善治阴虚消渴。葛根治渴,早在《神农本草经》中就有记载,谓能"主消渴";生地黄清热养阴生津,有降血糖作用。诸药合用,肺胃之热清,养阴生津而津复,切中病机,故临床用其治疗消渴初期胃燥热之证有显著疗效。

◎案

郁祖安君之女公子,方三龄,患消渴病。每夜须大饮十余次,每饮且二
大杯,勿与之,则吵闹不休,小便之多亦如之,大便不行,脉数,别无所苦。时
方炎夏,尝受治于某保险公司之西医,盖友人也。逐日用灌肠法,大便方下,
否则不下。医诫勿与多饮,此乃事实上所绝不可能者。累治多日,迄无一
效。余诊之,曰,是白虎汤证也。方与:生石膏四钱,知母二钱,生甘草钱半,
粳米一撮,加其他生津止渴之品,如洋参、花粉、茅根之属,五剂而病痊。顾
余热未除,孩又不肯服药,遂止服。越五日,旧恙复发,仍与原方加减,连服
十五日,方告痊愈,口不渴,而二便如常。先后计服石膏达半斤之谱。辨析
本案患儿多饮,大便不行。某西医逐日用灌肠法对症治疗,"累治多日,迄无
一效"。曹颖甫辨为白虎汤证,投以小量白虎汤,酌加益胃生津之品,调护痊
愈。辨证论治是中医的特点和精髓,不头痛医头,脚痛医脚,治病求本,辨病
和辨证相结合,是中医学整体医学的优势。其门人姜左景对此病案按曰:
"见其大便不通,而用灌肠法,是为西医之对症疗法;辨其脉数口渴,而用白
虎汤,是为中医之脉证治法。对症疗法求疗不疗,脉证治法不治自治,此乃
中西医高下之分。"其论见解颇为妥当。

按 白虎汤清胃火、养肺阴;参麦散益气增液;加入生山药、菟丝子、生黄
芪、生龙骨、生牡蛎益气补肾摄尿;生地黄、何首乌、黄精滋阴养血;川黄连助
石膏、知母败胃火。据药理研究:生黄芪配生地黄、苍术配玄参有降糖作用,
鸡内金为治糖尿病之单验方,在治疗中,再配以消渴丸,全方辨证与辨病相
结合,以润肺、补肾、清胃火为主,实为上、中、下三消通治,达到了标本兼治
的目的。

三、尿崩症

尿崩症是指血管加压素又称抗利尿激素分泌不足(又称中枢性或垂体
性尿崩症),或肾脏对血管加压素反应缺陷(又称肾性尿崩症)而引起的一组
综合征,其特点是多尿、烦渴、低比重尿和低渗尿。

属于中医"消渴"中的"上消"和"下消"范畴。认为本症患者素体阴虚,

如再有饮食不节,情志失调,劳欲过度,致使燥热盛,阴津耗竭,易致本病发生。如热伤胃阴,津液干枯,则烦渴多饮;热伤肾阴,则津液外流,致使多溲。

医案精选

◎案

李某,女,24 岁。1972 年 9 月 24 初诊。患者 3 个月前在田间劳动后,在树下睡觉,醒后觉周身不适,恶寒发热,头痛恶心,自服安乃近而好转。此后经常口干渴,频频饮水,逐日加甚,食欲减退,身体渐瘦乏力,经多方治疗不见好转,近 1 个月来每日饮水达两桶(80 000ml)之多,小便频数,尿色清澈如水,每日尿量与饮水量相近,大便干,每次 2 日。既往健康,月经正常,父母兄妹无此病。体格检查:BP 80/70mmHg,P 90 次/min,T 36.9℃,发育正常,脉滑数。血常规、尿常规化验均正常,尿糖阴性,尿相对密度 1.002 ~ 1.004,BG 5.5mmol/L。证由劳累后睡于田间,风寒之邪乘虚侵袭,由于失治,邪郁日久,入里化热,水为火迫而致,兼有热盛伤津之象。治以清热生津,方用白虎汤化裁。

处方:石膏 150g,知母 30g,甘草 10g,金银花 30g,粳米 50g,水煎服。并嘱饮米汤。

二诊:3 剂后饮水量每日为 1 桶(40 000ml)左右,口渴减轻,尿量已减半。效不更方,原方再服 3 剂。患者服第一剂后即吐,因寒凉太甚,气浮于上,隔药不受而吐。后 2 剂加附子 6g、半夏 10g,并嘱其热服之,此后未吐。

三诊:每日饮水量约 8 000ml 左右,口渴可忍,每日排尿 10 次左右,食欲增加,查舌红苔白,脉数而沉,又原方 3 剂后,每日饮水如常人,口不渴,尿量正常,晨尿相对密度 1.015。随访 20 年从未复发。

第四节 消化系统疾病

一、反流性食管炎

反流性食管炎(RE)是由胃、十二指肠内容物反流入食管引起的食管炎症性病变,内镜下表现为食管黏膜破损,即食管糜烂和(或)食管溃疡。反流性食管炎可发生于任何年龄的人群,成人发病率随年龄增长而升高。西方国家的发病率高,而亚洲地区发病率低。这种地域性差异可能与遗传和环境因素有关。但近 20 年全球的发病率都有上升趋势。中老年人、肥胖、吸烟、饮酒及精神压力大是反流性食管炎的高发人群。

中医没有反流性食管炎这一命名,《中医临床诊疗术语》将本病称为"食管瘅"。反流性食管炎在古医籍中或称"吞酸""咽酸""臆醋""醋心""吐酸""胃反"等,或是描述为自觉胃中酸醉而无酸水泛出,没有固定对应的病名。现代中医认为反流性食管炎属于"吐酸""嘈杂""胸痛""噎隔""呕吐"等范畴,临床易于胃痛、胸痹等病相混淆。反流性食管炎临床主要表现为吞酸、烧心、嗳气,临床上有寒热之别,肝胃之分。

医案精选
◎案
孟某,女,44 岁,1998 年 5 月 8 日初诊。主诉:胃及消化道烧灼样疼痛 1 年,加重 2 个月。经某医院诊断为胆汁反流性食管炎。服用甲氧氯普胺、谷维素、维生素 B、维生素 B_1 等药物,症状时有缓解,停药后则症状依然如故。症见:胃及消化道烧灼样疼痛,伴见纳差、神疲乏力,小便黄赤,大便尚可,切其脉弦而小数,查舌苔薄白,舌质稍绛。体格检查:腹软无压痛,肝脾不肿大。经问诊,患者有口苦,咽干症状。当问其头晕否,答曰:头不晕,但眼睛晕。晕者即眩也。《伤寒论》云:"少阳之为病,口苦,咽干,目眩也。"患者又有胃及消化道烧灼样疼痛之阳明病症状,故辨证为少阳与阳明合病。方以小柴胡汤与白虎汤合方。

处方:柴胡10g,黄芩9g,党参10g,半夏10g,石膏20g,知母15g,炙甘草6g,大枣3枚,生姜9g。3剂,每日1剂,以水煎2次,早、晚分2次温服。

5月11日复诊,患者诉服药2剂后症状明显好转,烧灼样疼痛及口苦、咽干、眩晕减轻,3剂服完,诸症若失。效不更方,遂又予原方3剂以巩固疗效。半年后随访未复发。

按 刘渡舟提出"古今接轨论",其实质就是经方与时方合方治疗疾病。扩充之则有古方与时方合方,时方与时方合方,古方与古方合方三种。本案例就是古方与古方合方的例证。临床中尽管中医药学方剂众多,但若想以方对病则难矣,若能以二方合而化裁即合方以对病,则易矣。

二、胃炎

胃炎是多种不同病因引起的胃黏膜急性和慢性炎症,常伴有上皮损伤、黏膜炎症反应和上皮再生。胃炎是最常见的消化系统疾病之一。按临床发病的缓急和病程长短,一般将胃炎分为急性胃炎和慢性胃炎。急性胃炎,由多种病因引起的急性胃黏膜炎症,临床上急性发病,常表现为上腹部不适、隐痛等症状。慢性胃炎,由各种病因引起的胃黏膜慢性炎症或萎缩性病变,临床上十分常见,占接受胃镜检查患者的80%~90%,随年龄增长萎缩性病变的发生率逐渐增高。常见的临床表现:上腹痛,大多数胃炎患者有上腹痛。

此病中医学没有对应的病名,可归属于中医学"胃痛""痞满"等范畴。目前众医家对其病因病机认识不一,认为其发病主要与饮食、情志因素、感受邪气、脾胃虚弱等有关,病位以胃脘为主,与肝、脾两脏密切相关,病机的关键主要为脾胃虚弱。中医的辨证论治、整体调节,对治疗慢性胃炎这种易复发、难以根治的疾病有着良好疗效。中医认为本病的发生主要与饮食、情志因素、感受邪气、脾胃虚弱等有关。

医案精选

◎案

某,男,40岁,工人。1993年3月10日初诊。胃脘部疼痛反复发作1年余,6个月前胃镜提示为重度浅表性胃炎,先后用过胃炎合剂、雷尼替丁、三九胃泰等治疗,疼痛仍时有发作,近1个月来疼痛加剧,用上述药物治疗无效而来门诊,患者疼痛无明显规律性,胃脘部常有烧灼感,时有泛吐清水酸水,伴有口干,大便干燥,舌质偏红,舌苔薄黄,脉弦。中医辨证属胃热灼盛型胃脘痛。治以清泻胃热,理气止痛。方用白虎汤加味。

处方:生石膏40g,知母10g,薏苡仁30g,炙甘草6g,蒲公英30g,八月札10g,九香虫5g。

5剂后疼痛明显减轻,烧灼感已无,但仍有泛吐清水酸水,再在上方基础仁加瓦楞子30g、浙贝母10g,7剂后症状大减,已无明显疼痛。处方去石膏、知母,加茯苓10g、白术10g,调理1周。6个月后随访,疼痛未再发作。

三、肝硬化腹水

肝硬化腹水是肝硬化失代偿期最为突出的临床表现之一。正常人腹腔内有少量游离液体,大约50ml,起到维持脏器间润滑的作用。而当腹腔内的游离液体超过200ml时称为腹水。腹水的形成是慢性肝病自然病程的重要标志,提示肝硬化肝功能失代偿,预后不佳。腹水的形成是多种因素共同作用的结果。并且所有肝硬化患者腹水形成的病理生理学是相同的,以及对利尿剂反应的逐步发展最终导致利尿剂抵抗,或者顽固性腹水的形成以及对肝肾功能衰竭,都只是内脏和系统血管舒张和肾脏血管灌注不足的表现。代偿期肝硬化患者10年内约有50%进展为腹水形成。与无腹水形成的肝硬化失代偿期患者相比,有腹水形成的患者死亡率明显增高,约有15%的腹水患者在1年内死亡,44%的腹水患者在2年内死亡。

中医没有肝硬化腹水的命名,根据其临床症状体征,属中医"鼓胀""积聚""黄疸"范畴。早在《黄帝内经》就有肝硬化腹水病症的相关论述,《素问·腹中论》云:"有病心腹满,旦食则不能暮食,此为何病?岐伯对曰:名为鼓胀。"《灵枢·水胀》谓："鼓胀何如？腹胀,身皆大,大与肤胀等也。色苍黄,腹筋起,此其候也。"根据肝硬化腹水的主要临床表现,属于"鼓胀"范畴。

其病来势缓慢,男性较女性多见,容易反复发作,与疫虫毒感染、酒食不节、黄疸、胁痛、积聚失治有关,情志不遂亦可诱发或加重。疫虫毒感染,感染肝炎病毒或血吸虫等疫毒、虫毒,未能及时治疗,内伤肝脾,脉络瘀阻,痰浊内生,日久可致积聚、鼓胀发生。酒食不节,饮酒太过,或嗜食肥甘厚味,损伤脾胃,中焦运化失职,升降失常,土壅木郁,肝失疏泄,气滞、血瘀、水湿三者相互影响,导致水停腹中,而成鼓胀。慢性病毒性肝炎、脂肪性肝炎、药物性肝炎、自身免疫性肝病和遗传代谢性肝病等引起肝、脾、肾俱损,气滞血瘀,水湿内停,气血水互结而成鼓胀。病机多为初起湿热疫毒蕴阻中焦,肝失疏泄,气滞血瘀,进而横逆乘脾,脾失健运,水湿聚于腹中;久则及肾,肾关开合不利,气化无权,水湿不化,则胀满更甚。病程晚期,肝、脾、肾俱虚,肾阳虚不能温煦脾土,则脾肾阳虚;或肾阴虚不能涵养肝木,则肝肾阴虚。终至肝、脾、肾亏败,气血水壅结更甚,病情危笃。鼓胀所涉及的脏腑主要是肝、脾、肾。肝失疏泄,脾失健运,肾失气化是形成鼓胀的关键病机。气滞、血瘀、水停是形成鼓胀的基本病理因素,病理特点为本虚标实。

医案精选
◎案

王某,男,49岁。1999年5月17日初诊。自诉腹胀大2年余,西医诊断为肝硬化腹水,间断服药治疗,病情一直比较稳定。1周前病情复发,经治疗后无明显缓解。患者腹大如鼓,按之不坚,胁下胀满,时时作痛,腹胀难以忍受,身热,口渴欲饮,饮后腹胀增剧,不恶寒,无汗,脉洪大。T 38.9℃,P 98次/min,BP 127/82mmHg。中医诊断为鼓胀。证属邪热炽盛,肝气郁滞。治以清热滋阴理气。方用白虎汤加味。

处方:石膏50g(先煎),知母、粳米、甘草各10g,玉竹15g,枳实、青皮各9g。每日1剂,水煎服。

2剂后,身热减轻,腹胀之苦亦稍缓,易生石膏25g(先煎),加白芍、赤芍各10g。再服2剂,热势尽退,病情复平稳,继续服用柴胡疏肝散加减调理。

按 鼓胀病,为肝、脾、肾三脏功能失调,气滞、水停而致,治疗亦应据此立法。但该案患者此时发热、口渴、脉洪大,阳明热证凸显,即使无汗出,考虑到患者久病体弱,又因热邪燔灼阴津亏耗,原因自可明了。清解阳明实热就成为缓解病情的当务之急。本病本虚标实,虚实相兼,故清热用寒凉,疏肝不可攻伐过猛,以免不耐药力生其他变症。热邪消除,逆乱的气血得以循行常道,正气就能渐渐平复。再以理气柔肝的治疗原则,行气化瘀利水,即可取效。

四、肠胃炎

胃肠炎通常因微生物感染引起,也可因化学毒物或药品导致。典型临床表现为腹泻、恶心、呕吐及腹痛。对于健康成人,胃肠炎通常只会引起不适感及生活上的不便,并不会导致严重后果,但是在病重、虚弱、年幼或年老的患者中却可以导致威胁生命的脱水和电解质紊乱。

根据胃肠炎典型临床表现为腹泻,其相当于中医的"泄泻",中医学把它归属于"霍乱"或"绞肠痧"的范畴。历代医家对本病的病因病机已有论述。如《素问·五常政大论》曰:"其病飧泄,邪伤脾也。"明代张介宾曰:"泄泻之因,惟水火土三气为最。夫水者寒气也,火者热气也,土者湿气也,此泻痢之本也。"金代成无己曰:"伤寒霍乱,何以明之?上吐而下利,挥霍而撩乱是也。邪在上焦者,但吐而不利。邪在下焦者,但利而不吐。若邪在中焦,胃气不治,为邪所伤,使阴阳乖隔,遂上吐而下利。"

医案精选
◎案
耿知行运用白虎汤加味治疗夏季急性肠胃炎。患者主诉,发热(39℃),口渴,纳呆,汗出,口渴,烦躁,想吃冷饮,腹阵痛拒按,大便先干后溏,舌红、苔黄、脉洪数。中医辨证为暑热郁阻,肺胃受损。处白虎汤加味,服2剂后高热退,再4剂,病愈,复查血常规正常。

◎案
张桂玲巧用白虎汤加味治肠胃炎泻痢1案。患者李某,始发热,泄泻,医用升散、温燥、止涩等药治之,十余天而病益甚。症见:形肉已脱,四肢拘急,时欲作痉,唇焦目赤,大渴引饮,腹中热痛,暴注下迫,利下青黄臭秽,小便短赤而涩,舌质红,苔黄燥而干,脉弦洪数;昼日尚明了,日晡以后则烦躁谵语,病乃暑湿内伏,至秋而发,复经误治,悉从火化。此乃是阳明热炽,肝火鸣张之候,即以白虎汤加味治之,加怀山药、神曲、石斛,治愈1例,食欲不振3月余的患儿,小儿病毒性肠炎。3剂而热象悉退,继之进清淡润养之品而安。

◎案

吴瑜报道,对大便次数多,泻下水样便,确诊为病毒性肠炎的患儿(中轻度失水),通过中医辨证,在白虎汤的基础上加减变化。

处方:人参(红参)3g,生石膏20g,知母5g,粳米10g,甘草3g。如舌苔厚腻,湿偏重者加苍术10g、藿香10g、白豆蔻5g;湿热并重者加黄连3g、黄芩10g、法半夏10g、陈皮3g、茯苓10g。水煎服,每日1剂,具体剂量视患儿年龄大小调整。治疗98例,痊愈93例,好转5例。

按 腹泻,其相当于中医的"泄泻",中医学把它归属于"霍乱"或"绞肠痧"的范畴。古人认为急性胃肠炎的病理变化为:胃虚寒不能调剂上下,致水寒上逆,热郁不得下降而成痞。故用干姜、甘草以温里寒,人参补中州之虚,半夏散胁下水气,石膏甘寒以清热。本病多因感受湿热等秽浊邪气及饮食不洁损伤肠胃所致。脾胃受损,运化失常,升降失司,气机逆乱,清浊之气相互干扰,浊气上逆而为呕吐,清气下陷则为腹泻,气机郁而为腹胀腹痛。根据以上认识,治疗上着重治理中焦,因为中焦是脾胃所居,是气机升降之枢机。白虎汤在《伤寒论》中虽是用于阳明气分热盛,以无形邪热弥漫三焦为主,但胃肠炎急性发作期若泄泻,肛门灼热感,发热等症状,均表明有热,故可用白虎汤,但泄泻病机多夹湿邪,故宜加用健脾利湿之类。且考察古今中外的文献证明粳米具有止泄泻的作用,且甘草对消化系统亦有相关作用,故白虎汤可灵活运用于泄泻,即现代医学的胃肠炎的治疗中。

五、肠伤寒

肠伤寒也叫伤寒,是由伤寒杆菌引起的急性全身性传染病,主要经水及食物传播。患者及带菌者从大小便中排菌,恢复期的患者排菌可持续2~6

周,少数患者排菌可达1年以上,对健康人是很大的威胁。若水源或食物被污染,同饮一源之水或同食一源之食的人有可能发生爆发流行,不分年龄大小均可发病,若母亲患伤寒也可通过接触传染给新生儿。2岁以下患病较少,夏、秋两季发病多。伤寒杆菌由口进入消化道,侵犯小肠黏膜的淋巴组织,在淋巴结内繁殖增多,再进入血液引起发热、困倦、头痛、全身不适及恶心、呕吐、腹泻等症状,此时称菌血症期,如做血培养,可见伤寒杆菌生长。细菌随血流带到各个脏器,但主要病变在肠道。

现代医学所称的肠伤寒(伤寒、副伤寒)是常见的热性传染病,四季均有发病率,但夏、秋两季较多,约占本病全年病率60%。中医认为肠伤寒属于"温病"范畴,随着发病的不同季节,临床上称为温热、暑温、湿温、伏暑及伏邪晚发等,尤其夏末秋初肠伤寒最易流行。若以时气学能来讲,在这个时期,正是湿土主气;若从证候的辨证观点来讲,肠伤寒初起先泛有湿热症状,如形寒发热,头胀头痛,体重骨楚,胸闷,呕呃,纳呆,舌苔白腻,脉象濡缓等,因此一般多称肠伤寒为湿温伤寒。中医的病因病机,即为外感温毒之邪,或新感引动伏邪,发热是肠伤寒的主症,也是辨治伤寒的重点。控制和消除发热是治疗本病的关键,故以清热解毒为主,辨证兼夹其他症状者,可调整用药及治法。

医案精选

◎案

郑某,男,28岁,农民。1989年6月27日初诊。患肠伤寒近20天,以持续发热头痛为主症,经静脉滴注庆大霉素、氯霉素后热退,头痛好转,停药后依然如故。现停静脉滴注2天,发热(40.5℃),不恶寒,头痛如裂,汗出口渴,大便每天1次,无腹痛。两天前肥达试验(H)1:320阳性。WBC $2 \times 10^9/$L。脉洪数,苔黄燥。嘱停用任何西药,并按伤寒阳明经证治疗。

处方:生石膏50g,知母15g,炙甘草6g,粳米一撮,川黄连70g,钩藤(后下)、龙骨、牡蛎(先煎)、天花粉各30g。2剂。

二诊:T 38.6℃,头痛,汗出少,原方生石膏减至30g,川黄连减至6g,去牡蛎、钩藤,续进2剂。

三诊:体温正常,唯口干乏力,肝脾肋下刚触及,以沙参麦冬汤加丹参、鳖甲,再服 3 剂。半月后随访,诸恙均愈,1 个月后复查肥达试验,已正常。

按 肠伤寒的病变分期病理特征是全身单核巨噬细胞系统增生,以回肠末端淋巴组织的病变最为突出,临床症状以炎症、发热为主。西医治疗首先考虑使用抗生素,但人们对抗生素的耐药性越来越强,抗生素往往起不到很好的降温作用,致使患者高热持续存在,引起一系列的并发症。温病发生大多有明显季节性。肠伤寒除根据发病季节与临床表现诊为相应温病外,尚有相当数量患者,无法按上述规律诊为温病,却又符合伤寒六经病变,当以仲景伤寒学说论证。中医治疗肠伤寒清热解毒是首务,按传统辨治方法,对感受湿热病邪引起的湿遏热伏、热处湿中等证,治宜化湿为主,多采用芳化、苦燥、分利等法。然而,循法治疗伤寒则往往退热慢,治疗时间长,效果不理想。必须在辨证施治原则下,突出清热解毒,早用和重用清热解毒药,才能尽快控制高热,缩短退热时间。白虎汤中石膏是温病治疗中最常用的清热药,经现代药理研究,石膏解热作用强,相当于西医抗生素,对抗生素耐受者,选用石膏解热。而且白虎汤中知母、甘草、粳米现代药理研究表明均有解热作用。且全方四味药经现代药理研究表明,均有抗炎、抑菌的作用。由于肠伤寒主要是由细菌感染引起,且其发热的病理机制是全身单核巨噬细胞系统增生,以回肠末端淋巴组织的病变为主,继而引起炎症反应,触动内源性发热因子,引起患者高热。根据白虎汤的现代药理研究,这一发热机制刚好可以用白虎汤,抑制炎性细胞,解热,从而使患者体温下降至正常。除此之外,白虎汤还可以增强患者免疫力,增强患者体质,使患者减少并发症的发生,以及二次感染的机会。

六、急性胰腺炎

急性胰腺炎是多种病因导致胰酶在胰腺内被激活后引起胰腺组织自身消化、水肿、出血甚至坏死的炎症反应。临床以急性上腹痛、恶心、呕吐、发热和血胰酶增高等为特点。病变程度轻重不等,轻者以胰腺水肿为主,临床多见,病情常呈自限性,预后良好,又称为轻症急性胰腺炎。少数重症的胰腺出血坏死,常继发感染、腹膜炎和休克等,病死率高,称为重症急性胰腺炎。临床病理常把急性胰腺炎分为水肿型和出血坏死型两种。本病病因迄今仍不十分明了,胰腺炎的病因与过多饮酒、胆管内的胆结石等有关。

根据本病的病因、发病部位及临床特点,应属中医"腹痛"范畴。据《黄帝内经·厥病》载:"腹胀胸满,心尤痛甚,胃心痛也……痛如以锥针刺其心,心痛甚者,脾心痛也。"症状的描述与急性胰腺炎的临床表现比较符合。急性胰腺炎归属于中医腹痛、脾心痛、胰瘅范畴。急性胰腺炎的中医病因病机,中青年及女性多发,冬春季、节假日多发。病因主要与胆道疾患(包括创伤)、过量饮酒、暴饮暴食、高脂血症及情志等因素有关。酒食不节,过食辛辣肥甘,暴饮暴食,饮酒过度,导致肝胆疏泄失司,胃肠腐熟传导失司,实热内积,湿热邪毒壅积,腑气不通。虫石内积:蛔虫上扰或肝胆湿热、胆汁郁结煎熬成石,肝胆失于疏泄,通降受阻,阻塞胆腑气机,不通则痛。跌仆损伤,外部创伤(可为 ERCP 所致)致胰脏受损,腑气不通,血瘀气滞。情志不舒,情志不畅,或暴怒伤肝,或忧思多虑,致肝气郁结或脾失健运,不通则痛。感受外邪,外感六淫之邪,传里化热,热郁中焦,里热积滞,因热致瘀,热毒血瘀互结。

急性胰腺炎病性以里、实、热证为主。病位在脾、胃、肝、胆,并涉及心、肺、肾、脑、肠。病机演变以湿、热、瘀、毒蕴结中焦而致脾胃升降传导失司,肝失疏泄为中心。基本病机为"不通则痛"。可分为初期、进展期、恢复期。初期:正盛邪轻,多为气滞邪壅。进展期:正盛邪实,多为湿热内蕴、瘀毒互结、邪热内陷、上迫于肺、热伤血络,成气血逆乱之危症。瘀、毒互结是疾病加重及变证的病理基础,重症急性胰腺炎存在着邪从热化,热从燥化的病机特点。恢复期:正虚邪恋,多伴气血阴阳不足。急性胰腺炎以疏肝理气、清热利湿、通里攻下、活血化瘀解毒、扶正祛邪为基本治则。

医案精选

◎案

唐某,男,32 岁。1996 年 6 月 25 日初诊。患者 8 小时前暴食及酗酒后出现上腹部持续性疼痛,痛势剧烈,并伴右侧腹痛,恶心呕吐,为胃内容物,腹胀,在当地卫生室诊治(具体用药不详),症状无缓解而来医院就诊。体格检查:急性痛苦貌,巩膜无黄染,腹平软,上腹部压痛明显,无反跳痛,肌卫(-),移动性浊音(-),血淀粉酶 612U/dl,尿淀粉酶 1 200U/dl,B 超示胰腺增大,急性胰腺炎。舌质红、苔薄黄,脉滑数。方用白虎汤加减。

处方:生石膏60g,知母、黄芩、炒栀子、连翘、川芎、香附、法半夏、制乳香、没药各10g,杭白芍20g,怀山药30g,甘草6g。2剂,每日1剂。配合禁食。

10%葡萄糖500ml加庆大霉素16万U,0.5%甲硝唑200ml,静脉滴注,每日1次。2天后腹痛有所减轻,呕吐止,仍有恶心,再服2剂后,腹痛消失,无腹胀及恶心,并能进清淡半流质饮食。原方改生石膏为30g,去法半夏,续服3剂后复查血、尿淀粉酶均正常,又予5剂进服以巩固疗效。

按 急性胰腺炎的发病是由于患者胰腺自身分泌的消化酶被激活而导致其对自身胰腺组织的消化现象,其病理变化关键是患者全身过度炎症反应所致的"全身炎性反应综合征"。患者患病后病情加重主要是由于急性胰腺炎患者的单核巨噬细胞、中性粒细胞、内皮细胞、血小板和淋巴细胞等多种细胞的参与疾病的发生发展全过程,免疫系统的介入和多种细胞因子导致急性胰腺炎患者的胰腺组织持续坏死及胰腺局部炎症并发展到全身炎症反应乃至多脏器功能障碍。本病在中医属"胁痛""腹痛"等范畴,中医认为,其病因病机不外乎气滞、食积、湿蕴、热结、血瘀及腑闭等。甘草解除急性胰腺炎患者肠麻痹,达到清除急性胰腺炎患者肠细菌及内毒素和腐败物质的作用,可有效改善患者因肠功能衰竭导致的细菌移位及内毒素作用,且对革兰阴性菌及厌氧菌有抑制作用。另一方面对与急性胰腺炎直接有关的几种酶具有明显的抑制作用。白虎汤现代药理研究作用表明有抗炎、促进胃肠道蠕动的作用,故根据现代药理研究及白虎汤的中医辨证论治,均可将白虎汤应用于急性胰腺炎。胰腺其功能归属于肝、脾两脏,就急性胰腺炎的临床症状当属于中医学"胃脘痛"范畴。该病起因多由于饮食不节,恣食肥甘醇酒,损伤脾胃,酿湿化热,致湿热互结,内蕴中焦。方中石膏性味辛甘大寒,入肺、胃二经,具有清热泻火之功效,为清阳明胃腑实热之圣药,临床应用剂量宜大,每用至30g以上,且石膏功擅止痛,《神农本草经》载其能治"腹中坚痛",亦能止呕,近代名医张锡纯的单味石膏煎服治呕吐不止之症,为本方的主要药物。知母苦寒质润,既助石膏清胃腑之热,又借苦寒润燥以滋阴;以怀山药替代粳米,与甘草合用,既滋胃养阴,顾护胃气,又防诸苦寒之药伤中;黄芩、栀子、连翘具清热、燥湿、解毒之功;川芎、香附、乳香、没药活血行气止痛;白芍合甘草以缓急止痛。诸药相伍,共奏清热燥湿、行气止痛之功效,配合西药抗炎、解痉及禁食,从而提高疗效。

第五节　血液系统疾病

急性白血病合并真菌感染

此病是原发于造血系统的恶性疾病,其病理特点为骨髓及其他造血组织,有白血病细胞异常增生,并浸润全身各组织和器官,外周血液出现白细胞量和质的异常。临床特点为贫血、出血、感染和肝、脾、淋巴结不同程度的肿大等表现。急性白血病合并真菌感染是白血病治疗过程中常见的并发症,感染部位以口咽部及肠道最常见,治疗较为困难,死亡率亦较高。

本病多属中医学中温毒内蕴,邪热充斥气营,或热邪内陷营血、生风动血的危重证候。

医案精选

◎案

张海莲等收治急性白血病合并真菌感染者 21 例,男性 13 例,女性 8 例。年龄 15~63 岁,平均年龄 36 岁。入院时病程 4~90 天,平均 29 天。合并真菌感染的时间均为诱导缓解后 3~12 天,平均 7 天。体温达 38~39℃者 5 例(23.8%),高于 39.9℃者 16 例(76.2%)。均有壮热,咽喉肿痛,口腔黏膜可见白色乳酪状假膜,喜冷饮,汗多,小便赤,大便干。鼻咽或皮下出血。舌质红或绛,苔黄腻,脉洪数或滑数等症状。中医辨证均属温毒陷血型。感染部位:咽喉部 14 例,尿道感染 3 例,多部位感染 1 例,肺部感染 3 例。菌培养结果示:11 例咽拭子培养可见白色念珠菌生长,3 例口腔分泌物涂片可找到真菌;3 例尿培养有真菌生长;1 例血、粪、痰、皮疹活检物培养均有白色念珠菌生长;3 例痰培养有白色念珠菌生长。末梢血化验:WBC$(0.7 \sim 2.9) \times 10^9$/L,平均为 1.56×10^9/L,N 48%。骨髓检查 21 例。感染时骨髓有核细胞增生减低者 17 例,活跃者 4 例。治疗方法停用抗生素及肾上腺糖皮质激素,其中 18 例输新鲜血,中药服用黄连解毒汤合白虎汤加减。

处方:黄连 10g,黄芩 10g,黄柏 10g,栀子 10g,生石膏 30 ~ 60g,知母 15g,金银花 15g,连翘 15g,白花蛇舌草 30g,黄药子 20g,蚤休 20g,鱼腥草 20g,大青叶 15g,玄参 30g,苦参 15g,紫草 10g,藿香 15g,佩兰 15g,半夏 10g,水牛角粉 30g(先煎),生地黄 30g。诸药水煎 400ml 分 2 次温服。7 天为 1 个疗程。

如体温不能降到正常可再继续服 5 剂。口腔真菌感染者 11 例加用制霉菌素 2g 研细末加 30ml 甘油调匀,局部涂抹,每日 3 次。2 例血、痰真菌阳性者加用达克宁针剂 600 mg,静脉滴注,共 7 天。治疗结果:痊愈 20 例(95.2%),无效 1 例(4.8%),此患者经血培养证实为白色念珠菌、金黄色葡萄球菌双重感染败血症死亡。

按 本病以专清气分热的白虎汤合清热解毒、泻火凉血、化痰消斑的黄连解毒汤为主治疗。方中生石膏、知母清气分热盛;黄芩、黄连、黄柏、栀子配金银花、连翘、白花蛇舌草、大青叶、鱼腥草等大寒之药,以清热解毒、凉血泻火;紫草、玄参加强清热凉血之功效;苦参、佩兰,清热燥湿,诸药共奏清热解毒泻火,凉血化瘀消斑之功效。对西药抗菌药物的治疗亦有协同作用。但本方药物大苦大寒,以防伤正或损伤胃气。

第六节 神经系统疾病

一、脑出血

脑出血是指非外伤性脑实质内血管破裂引起的出血,占全部脑卒中的 20% ~ 30%,急性期病死率为 30% ~ 40%。发生的原因主要与脑血管的病变有关,即与高血脂、糖尿病、高血压、血管的老化、吸烟等密切相关。脑出血的患者往往由于情绪激动、用力时突然发病,早期死亡率很高,幸存者中多数留有不同程度的运动障碍、认知障碍、言语吞咽障碍等后遗症。出血前多无预兆,半数患者出现头痛并很剧烈,常见呕吐,出血后血压明显升高,临床症状常在数分钟至数小时达到高峰,临床症状体征因出血部位及出血量不同而异。

急性脑出血属于中医学"中风""厥证"范畴,其病因病机是由于气、血、痰、食、暑等因素引起的阴阳失调。气机逆乱,升降乖异,气血运行失常,其主要症状为突然昏仆、不省人事,伴四肢逆冷。急性脑出血90%以上有热结便秘,当急则治其标,即热者泻之,符合以通为顺之理。通腑泻热治疗脑出血有上病取下、引血下行、泻郁热、开上窍、泻下存阴的作用。运用通腑泻热治疗急性脑出血,能够促进脑组织新陈代谢,降低颅内压,减轻脑水肿,从而使气血逆乱得以改善,风火痰瘀诸证得以缓解。脑出血急性期出现神志不清主要是由风火、痰热上蒙清窍所致,故治疗宜清热解毒,豁痰开窍。

医案精选

◎案

于某,女性,61岁。患者于6小时前突然昏仆在地,当即呼之不应,口喝流涎,右半边瘫痪,呕吐2次,吐出物暗红混有食物。于1991年5月26日13时20分急诊住院治疗。体格检查:T 37.2℃,P 96次/min,R 15次/min,BP 180/165mmHg患者处于浅昏迷状态,体形胖,鼾声大作,面目红赤,口喝向左侧,压眶反射尚存,左瞳稍散大,对光反射迟钝,颈项中等抵抗,心界向左下扩大,心律规整,未闻及器质性杂音,腹壁反射消失,右侧上下肢瘫痪,肌力"0"级,肌腱反射减弱,病理反射右侧阳性。舌质暗红,苔黄而干,脉弦微数。中医诊断为中风(中脏腑)。辨证为阳闭证,属风阳痰火,胃腑实热。西医诊断为高血压性脑出血。经用西药甘露醇、酚妥拉明及抗菌、止血、冰敷、吸氧等抢救后效果不佳,至17小时许患者出现中枢性高热达39.7℃,神志进入深度昏迷。左侧瞳孔散大,近似卵圆形,对光反射及深浅反射均消失。呼吸不规则,呈潮式呼吸,偶有肢体抽搐,身热便闭,口臭,舌苔黄燥。胃腑实热已盛,病情垂危,立刻投重剂白虎汤加减治疗。

处方:生石膏粉300g,生地黄、知母、白芍、龟板、石决明、怀牛膝各15g,地龙、僵蚕、钩藤、郁金、石菖蒲、生大黄(后下)、丹参、三七粉(冲服)各9g,甘草3g。3剂,水1 500ml,急煎取药900ml,每次150ml经胃管推入,4小时给药1次。

翌日晨5时,患者排软便1次,体温降至38.3℃,神志渐清,能简单回答问话,但语言艰涩,并进少许流食,至下午7时尽剂后,又稀便1次,体温稳步下降,双侧瞳孔等大对圆,对光反射仍迟钝。原方2剂继服,病情明显好转。翌日继服原方,除石膏、三七维持原量外,其余药物倍量。尽剂后,患者神志基本清醒,仍有嗜睡,可辨认熟人,语言欠清,体温、脉搏、呼吸基本正常,双侧瞳孔对光反射灵敏。3天来共排便5次。面目红赤、口干口臭及苔黄燥等胃腑实热证基本清除。改活血化瘀、养阴通络之剂,并配合针灸治疗。于6月2日患者突然复发高热,喉间痰鸣,再度昏迷,T 39.5℃,呼吸急促,60次/min。血压正常,双侧瞳孔散大,对光反应迟钝,面红唇紫,全肺满布痰鸣音,白细胞增高。中医诊为痰热日盛,蒙蔽清窍,经吸痰、吸氧后病情稍有缓解。方用重剂白虎汤加鱼腥草、金银花、蒲公英、地丁各30g,天竺黄、川贝母、黄芩、陈皮、生大黄(后下)、瓜蒌各10g,甘草3g。2剂,加水1 000ml,煎药600ml,每次150ml,分次由胃管注入。2剂未尽,患者开始清醒,热退身凉,痰鸣明显减少。翌日又进原方1剂,痰鸣消失。痰热平息,再改服活血祛瘀、养阴通络之剂,病情很快恢复。至7月8日患者语言较清晰,肌力右下肢达2级,右上肢达3级,可扶物独立行走,血压正常,好转出院。

按 邪热不得下泻,阳明实热上壅,是本案主要病机,当肝亢或心火过激时,必致胃腑实热极盛,又因胃的支脉络于心,故胃腑实热可影响心神而加重昏迷。胃腑实热证的治疗应首推白虎汤。方中石膏甘寒,清泻胃火而除烦热;知母苦寒,清泻胃火,滋润其燥;粳米、甘草护胃养阴。在该方应用时,重用其主药生石膏,用量一般在300g以上。轻证患者每日1剂即可,属于中度或重度。在应用重剂白虎汤时需随证加减,如血瘀者加水蛭、三棱、莪术、当归、川芎、赤芍、红花、丹参、三七粉等;阴虚者加生地黄、白芍、龟板、何首乌、菊花等;痉急者加蜈蚣、地龙、僵蚕、钩藤;神昏不语者加郁金、石菖蒲;痰黄量多者加鱼腥草、金银花、连翘、蒲公英、地丁、板蓝根、天竺黄、瓜蒌、川贝母;大便燥结,腑气不通者加生大黄。对急性中风辨证为胃腑实热证患者,以重剂白虎汤为主加减治疗,能有效遏制胃腑实热,制止出血,降低血压,退热镇静,控制感染,尤其在缩短患者昏迷时间的作用更为突出,因而在降低死亡率和减轻后遗症方而具有重要意义。

◎案

某,男,65 岁。主诉:发热 3 天,恶心呕吐,意识不清 1 天。于 1994 年 11 月入院。急诊颅脑 CT 示:右侧脑室高密度影,为脑出血破入脑室所致,双侧脑室扩大。过去有高血压病史 18 年,经常口服降压药物,血压大多维持在正常范围。西医诊断为高血压性脑出血。给予抗感染、脱水降颅压、止血药物对症治疗,病情稳定。11 月 22 日阵发性肌肉阵挛样抽搐,全身汗出,呕吐物为胃内容物,伴有发热(T 39.5℃),给予西药对症处理,至 11 月 28 日体温恢复正常,呕吐停止,但汗出不减,考虑为丘脑出血损及体温发汗中枢,致使肌肉颤动后产热,通过出汗散发,西医无法救治。症见神志不清,卧床不起,言语不能,汗湿衣被。细询病史,陪伴代诉,患者大汗淋漓不止,每日更换多床衣被,其内衣如在水中浸过,汗出之前总是烦躁、面赤、全身肌肉抖动,继而汗出如雨,昼夜不止,鼻饲饮食,二便自调,伸舌困难,脉弦细数。辨证属于阳明经热盛。治以清解阳明,养阴生津。方用白虎汤加味。

处方:知母20g,生石膏30g,沙参10g,麦冬10g,白扁豆10g,炙甘草10g。每日 1 剂,水煎,分 2 次服。

服药 3 剂,汗出明显减少,6 剂药后,大汗已止,面赤烦躁、肌肉抖动消失。停药观察,半月后复见大汗,较前量减少。再与上方 6 剂,汗出又止。随访 3 个月,病情未见反复。

按 白虎汤系《伤寒论》之名方。书中第 176 条指出:"伤寒脉浮滑,此以表有热,里有寒,白虎汤主之。"一般被解释为表里俱热,故以寒凉清肃之白虎汤,以解阳明在经之热。关于白虎汤的应用范围,有人概括为四个特征:一是发热不恶寒,二是口渴引饮,三是心烦自汗,四是脉洪大。并认为这四种主要脉证中,脉象洪大有力是辨证的关键,尤其是右手脉较左手脉更为显著。因为左脉代表血分,右脉代表气分,及病势发展到白虎汤证,是气分热邪十分亢盛,必须用白虎汤泄气分之热,以退阳明经之燥热。本案患者只具备心烦自汗这一特征,但有郁热证可见。故治宜白虎汤以清泻郁热,方中用生石膏清泻里热为主,配以知母泻热养阴,药房无粳米,以白扁豆代之养胃津,佐以炙甘草调和药性,另加沙参、麦冬养阴生津,意在汗出伤津,以补充之。因此认为经方白虎汤确为解热止汗之良方,临证四个特征不必悉具,只要紧扣病机放胆使用,便可收到满意的疗效。

二、老年性痴呆

老年性痴呆又名阿尔茨海默病(AD),是一种起病隐匿的进行性发展的神经系统退行性疾病。临床上以记忆障碍、失语、失用、失认、视空间技能损害、执行功能障碍以及人格和行为改变等全面性痴呆表现为特征,病因迄今未明。65 岁以前发病者,称早老性痴呆;65 岁以后发病者称老年性痴呆。

中医学认为老年性痴呆属"呆病""健忘"的范畴。明代《景岳全书·杂证》第一次提出痴呆是独立性疾病。《灵枢·本神》说:"所以任物者谓之心,心之所忆谓之意,意之所存谓之志,因志而存变谓之思,因思而远慕谓之虑,因虑而处物谓之智。"这实际是中医对人类思维过程的描述。这对于以智力障碍为主要临床表现的痴呆而言,"意、志、思、虑、智"的理论意义重大。老年性痴呆患者主要证候要素为气虚、血虚、阴虚、痰、血瘀、火、气滞;主要涉及脏腑为肾、肝、脾、心。老年性痴呆涉及的脏腑并不是单一的,而是多个器官同时受累,影响上、中、下三焦。

医案精选

◎案

徐某,男,英语教师。昔日思维清晰,反应灵敏。近年出现逐渐进展的阅读困难,前读后忘,即读即忘,书写不能。就诊时已完全无法看书读报和书写,反应极迟钝,步履蹒跚,吐言迟缓,良久一句,重复"忘了""记不住",近事事后即忘,往事略能回忆。视其面色秽滞,脉细弦,苔薄而质有瘀点。MRI显示:两侧基底节区、半卵圆区及脑桥腔隙梗死、脑萎缩。证属瘀阻脉络,脑海失养。

处方:生石膏 30g(先煎),知母 12g,桃仁、红花、三棱、莪术各 9g,川芎、水蛭各 6g,牛膝、佩兰各 12g,10 剂。

二诊:家属代述。药后有益,反应好转行动亦显轻便。于上方中加入丹参 30g、凌霄花 9g,继用 20 剂。

三诊:患者自诉,大脑有点记忆了,并能与医生简单交谈,神态自如,但吐词缓慢,且喜形于色地告知,1 年来无法给国外子女通信,昨日已写出了一封信寄往国外。原方略作益损,又进 30 余剂。复诊时告知,阅读书写功能基本恢复,近期记忆功能也有显著改善。视其面色微红润,全无灰滞,舌质瘀点大半已除。

按 此患者为进行性记忆力衰退,阅读困难发展到不能阅读书写,近期记忆全无。从舌象、面色反映了有瘀阻血脉之嫌,络脉不通,精微营养不能循经上荣头脑神明,故健忘失聪,反应迟缓。白虎汤加活血之品,使瘀血得化,经络通畅,因而得验。

白虎汤擅清肺胃肌表之热,其中主要药物知母、石膏为常用清热之品,应用经方配伍的合理内涵,对比现代医学对发病机制的认知,移植该处,对于脑组织存在炎症现象,确实得到一定验证,值得进一步的研究。

三、三叉神经痛

三叉神经痛是最常见的脑神经疾病,以一侧面部三叉神经分布区内反复发作的阵发性剧烈痛为主要表现,国内统计的发病率 52.2/10 万,女性略多于男性,发病率可随年龄而增长。三叉神经痛多发生于中老年人,右侧多于左侧。该病的特点是:在头面部三叉神经分布区域内,发病骤发,骤停、闪电样、刀割样、烧灼样、顽固性、难以忍受的剧烈性疼痛。说话、洗脸、刷牙或微风拂面,甚至走路时都会导致阵发性时的剧烈疼痛。疼痛历时数秒或数分钟,疼痛呈周期性发作,发作间歇期同正常人一样。

三叉神经痛属于中医"面痛""面颊痛""偏头痛""厥头痛""齿槽风""颊痛""面游风"等范畴。早在《灵枢·经脉》就有颊痛、颌痛、目外眦痛的散在记载。而《张氏医通》中云面痛"不能开口言语……手触之即痛",即是本病的描述。中医学认为本病与"风"密切相关,其来去突然,且患病部位居于面部,符合风性善行数变、风为阳邪、易袭阳位的特点。风的形成有内、外风之别,亦可挟痰、挟湿、化火等,诸邪可随风气上扰清窍。不论病因如何,最终病机为邪阻头面脉络,气机郁滞,血行不畅,不通则痛,发为面痛。治疗则应遵循"治风先治血,血行风自灭"以及通则不痛的原则。

医案精选

◎案

王某,女,61岁。2008年9月8日初诊。主诉:咳嗽气喘6个月,右侧面颊刺痛1周就诊。患者1年前因咳嗽、气喘、消瘦,经CT诊断为右肺肺癌,经放射治疗(放疗)、化学治疗(化疗)后肺部肿块消失,但仍时有咳嗽、气短,1周前突发右侧面颊疼痛,呈针刺样痛,每次发作1~2min,时发时止,发作时疼痛难忍。伴心烦口渴,鼻咽干燥,干咳少津,尿赤便干。舌质红、苔少,脉细数。西医诊断为三叉神经痛。中医辨证属肺胃阴虚,燥热上炎。治以清热润燥。予以白虎汤加味治之。

处方:竹叶、半夏、山药各10g,生石膏40g,麦冬、太子参各20g,甘草6g,白芍15g,大枣4枚。3剂,每日1剂,水煎服。

9月10日二诊:患者诉头痛缓解,遂停用卡马西平,心烦口渴,鼻咽干燥,干咳亦减,大便变溏,每日两行,小便调。考虑其脾胃虚弱,遂上方生石膏减为30g,去太子参,加党参15g,白术、白扁豆各10g。继服6剂,诸症悉解。

◎案

李某,女,48岁。1999年8月28日初诊。左侧面颊疼痛1周。患三叉神经痛4年,常反复发作,以往服卡马西平、苯妥英钠等可缓解。近1周每于刷牙、咀嚼、洗面则发作左侧面颊疼痛,左侧下颌疼痛尤甚,而且疼痛发作较前频繁,每天发作疼痛十几次,服以上西药未效,转诊中医。诊时诉左侧面颊疼痛,如火灼,如刀割,口苦口干,大便干结,尿黄,左眼红赤,舌红、苔黄干,脉弦滑。证属里热炽盛,肝郁化火。治以清热泻火疏肝。

处方:石膏40g,知母10g,生地黄20g,毛冬青30g,全蝎6g,蜈蚣2条,柴胡10g,白芍30g,甘草5g。

服上药3剂,左侧面颊疼痛缓解,发作次数减少,每日发作疼痛数次。复诊时见舌仍红、苔黄,脉弦,续服上方 8 剂,舌淡红、苔薄白,无发作疼痛,咀嚼、洗面等均无诱发。随诊 2 年未见发作。

按 《灵枢·经脉》明确描述了足阳明胃经和足厥阴肝经在头面部的循行区域,与三叉神经的分布区域大体相同。《类证治裁》言:"风依于木,木郁则化风。"风者,厥阴木气之所化。肝在五行属木,气机的通畅主要依赖于肝气的条达。肝气郁结,疏泄失职,木郁不达,气逆不畅,横窜妄行,肝风内动,上扰头面而致经脉失和,产生疼痛。《脾胃论》曰:"颊腮急紧,胃中火盛。"面为阳明所主,阳明火盛,胃肠积热,胃火循经上攻头面,气血失和,经脉凝滞不通,不通则痛。诚如《景岳全书》所言:"阳明胃火盛于头面而直达头维,故其痛必甚。"故治疗应从阳明胃火论治,使用白虎汤加减。

四、偏头痛

偏头痛是临床最常见的原发性头痛类型,临床以发作性中重度、搏动样头痛为主要表现,头痛多为偏侧,一般持续 4～72 小时,可伴有恶心、呕吐,光、声刺激或日常活动均可加重头痛,安静环境、休息可缓解头痛。偏头痛是一种常见的慢性神经血管性疾患,多起病于儿童和青春期,中青年期达发病高峰,女性多见,男女患者比例为 1:(2～3),人群中患病率为 5%～10%,常有遗传背景。

偏头痛属于中医的"偏头风""脑风""头痛""头风"等范畴。头为精明之府、神明之主,诸阳之会,内藏脑髓而为髓海。偏头痛患者的中医症状主要表现为:风邪兼夹寒、热、湿之邪,阻遏经络、上犯巅顶、气血失和、蒙蔽清阳、肝失疏泄、脾失健运、脑络失养、脑髓失充、营血亏损、脉络失荣等。偏头痛病位在脑络,与肝、脾、肾有关。由于偏头痛发病多样,病程较久、反复、顽固,因此关于偏头痛的病因病机,历代医家论述颇多,结合古今头痛、头风等相关文献研究,一般认为风、寒、火、痰、虚、瘀是偏头痛发病的病理基础。

医案精选

◎案

谭锦培用白虎汤治阳明头痛 1 例。某,女,40 岁,烈日下工作后用冷水洗头洗面而出现头痛如掣,双眼如冒火,以额前发际、眉心鼻额为剧。不能抬头,舌滑腻苔垢,脉弦滑大。辨证阳明头痛,治以白虎汤加味,服用 1 剂,痛即大减,服完 3 剂,头痛若失。

◎案

王裕颐以白虎汤加味治疗血管神经性头痛 1 例。李某,女,63 岁。2008 年 5 月 26 日初诊。症见:头痛以前额为重,呈胀痛甚时头痛如裂,伴面红目赤,口干舌燥,口渴喜饮,便干尿赤,心烦眠差,舌质红、苔黄少津,脉滑数。中医辨证属阳明火热上攻,方用白虎汤加味治之,6 剂服完,患者诉头痛较前明显减轻,仅稍感隐痛,口干亦减,心烦未见,眠改善,二便调。舌质红、苔薄黄,脉滑。观其舌苔转为薄黄,知其阳明热势渐退,又恐其伤阴,故将原方生石膏减为 30g,加菊花 10g,继服 6 剂后,头痛全消。

按 偏头痛西医致病机制目前尚不十分清楚,其属于中医"偏头风""脑风""头痛""头风"等范畴。偏头痛病位在脑络,与肝、脾、肾有关,病性有虚、有实,风、火、瘀、痰、虚等均为主要致病因素。头面为阳明经循行主要部位,鼻、咽喉均为阳明经循行之所,急性热病多以肺胃热盛上攻为多见,因此,在白虎汤基础上,加清热解毒、活血化瘀、通窍辛散之品。石膏为硫酸盐类石膏的矿物质,主要成分为含水硫酸钙,其性味辛、甘、大寒,归肺胃经,功效清热泻火,除烦止渴,为传统的清热药。《神农本草经》言石膏"主中风寒热,心下逆气,惊喘,口干舌焦,不能息,腹中坚痛,除邪气,产乳,金疮";《名医别录》谓石膏"除时气头痛身热,三焦大热,皮肤热,肠胃中膈热,解肌发汗,止消渴烦逆,腹胀,暴气喘息,咽热";金元张元素《珍珠囊》云"治头痛,解肌发汗";《本草备要》以石膏为"发斑、发疹之要品";《药性论》载石膏"解肌,出毒汗";《本草新编》谓生石膏主"发狂可安,谵语可定。乃降火之神剂,泻热之圣药也。"《伤寒杂病论》中应用石膏组方有 20 方,广泛应用于外感及杂病中,后世历代医家尤其温病医家,将石膏类经方发挥至极,以白虎加苍术汤治疗湿热证;化斑汤治疗阳明发斑;三石汤治疗暑温病等,不仅扩展了石膏类经方的应用范围而且创制了一系列疗效。生石膏重用方可显效,为避免"开门揖盗,引邪深入"之弊,其中常配以荆芥、葛根,其中荆芥性味虽辛微温,但加入辛凉解表药后,可增强疏散透表之力;葛根发表解肌,升阳止痛,解热生津,与荆芥同用,需重用方能效彰。肺气的宣降,多用桔梗、枳实相伍,其中桔梗主升,引药入肺,枳实主降,下气除痞。二药合用,可宽胸消胀,促进诸药更好地发挥作用。白虎汤的应用,关键在于准确把握肺胃实热的基本病机,病机把握准确,通过药味加减,可治疗多种病症,是一个疗效卓著的变通方剂。

五、自主神经功能紊乱

自主神经紊乱是一种内脏功能失调的综合征。包括循环系统功能、消化系统功能或性功能失调的症状,多由心理社会因素诱发人体部分生理功能暂时性失调,神经内分泌功能出现相关改变而组织结构上并无相应病理改变的综合征。因不受人意志支配,故称自主神经,也称植物神经。人体在正常情况下,功能相反的交感和副交感神经处于相互平衡制约中,在这两个神经系统中,当一方起正作用时,另一方则起负作用,很好地平衡协调和控制身体的生理活动,这便是自主神经的功能;如果自主神经系统的平衡被打破,那么便会出现各种各样的功能障碍。

中医学一向无自主神经之说,更无自主神经功能紊乱之病名,可归属于中医"功能性"疾病,基本无器质性病变。中医学据其临床表现将本病归属于"头痛""不寐""头晕""胃痛""腹泻"等范畴。病因主要是七情所伤,临床多数患者有情志异常的明确病史,可由骤遇惊恐,忧思恼怒,悲哀过度或过度紧张而引起;情志不节或情志太过,最终逆犯心神,其心神动摇,不能自主而惊悸。本病在脾胃功能虚弱的前提下,因外因的促发,如饥饱失度、思虑难解、郁怒纷扰使心气亏虚、心血不足、心火亢盛、血脉凝涩,进而出现心神失养、神明失聪的一系列症状,如头痛、头昏、失眠、记忆力减退、情绪不稳定、烦躁等。

医案精选

◎案

刘某,女,58岁。2008年5月12日初诊。主诉:自汗3月余,加重1个月就诊。症见:全身汗出,活动后加重,甚至大汗淋漓,浸湿衣物,伴有乏力,气短,口干欲饮,纳眠可,二便调。舌质红、苔黄少津,脉滑数。西医诊断为自主神经功能紊乱。中医辨证属阳明热盛,气阴两伤。方用白虎汤化裁。

处方:生石膏40g,知母、山药各10g,黄芪、煅龙骨、煅牡蛎各30g,浮小麦、太子参各15g,甘草6g。4剂,每日1剂,水煎服。

5月16日二诊:自觉汗出程度明显减轻,仅有活动后轻微汗出,仍觉乏力、气短,舌质红、苔薄黄少津,脉滑数,考虑其汗出程度减轻,知其阳明热盛症减,但有伤气阴之征象,遂继以上方加麦冬30g,女贞子、墨旱莲各10g,继服4剂,自汗痊愈。

按 中医学认为本病多因五志过极、劳逸失度、久病体虚等原因造成机体阴阳失和、气机逆乱、脏腑失调所致,多与心、肝、脾脏腑功能有关。治以调和阴阳、条畅气机、恢复脏腑正常生理功能为主。本病虽多以虚证为主,但与其相关的胃肠道反应,心血管系统的反应,只要临床表现为热症,均可以应用白虎汤。

第七节　精神疾病

一、神经官能症

神经官能症,又称神经症、精神症,是一组非精神病功能性障碍。包括神经衰弱、强迫症、焦虑症、恐惧症、躯体形式障碍等,患者深感痛苦且妨碍心理功能或社会功能,但没有任何可证实的器质性病理基础。病程大多持续迁延或呈发作性。神经症的发病通常与不良的社会心理因素有关,不健康的体质和人格特性常构成发病的基础。症状复杂多样,其典型体验是患者感到不能控制的自认为应该加以控制的心理活动,如焦虑、持续的紧张心情、恐惧、缠人的烦恼、自认毫无意义的胡思乱想、强迫观念等。患者虽有多种躯体的自觉不适感,但临床检查未能发现器质性病变。患者一般能适应社会,其行为一般保持在社会规范容许的范围内,可以为他人理解和接受,但其症状妨碍了患者的心理功能或社会功能。患者对存在的症状感到痛苦和无能为力,常迫切要求治疗,自知力完整或完全完整。神经症也是门诊中最常见疾病之一。神经官能症的症状复杂多样,有的头痛、失眠、记忆力减退;有的则有心悸、胸闷、恐怖感等。其特点是症状的出现与变化与精神因素有关。

神经官能症在中医属"郁证"范畴,是由于情志不舒、气机瘀滞所致,以心情抑郁、胸部满闷、胁肋胀痛,或易怒易哭,或咽中如有异物梗塞等症为主要临床表现的一类疾病。《丹溪心法·六郁》提出了气、血、火、食、湿、痰六郁之说,创立了六郁汤、越鞠丸等相应的治疗方剂。明代《医学正传》首先采用郁证这一证候名称。自明代之后,逐渐把情志之郁作为郁证的主要内容。如《古今医统大全·郁证门》说:"郁为七情不舒,遂成郁结,既郁之久,变病多端。"《景岳全书·郁证》将情志之郁称为因郁而病,着重论述了怒郁、思郁、忧郁三种郁证的证治。郁证主要见于现代医学的神经官能症。常见于神经衰弱、癔症、更年期综合征,以及部分精神分裂症患者。郁证的发生,是由于郁怒、思虑、悲哀、忧愁七情所伤,导致肝失疏泄,脾失运化,心神失常,脏腑阴阳气血失调而成。病变主要部位是肝、脾、心三脏。本证初病多实,以六郁见证为主,其中以气郁为病变基础。病久则由实转虚,引起心、脾、肝气血阴精的亏损,成为虚证类型。临床上虚实互见者亦较为多见。所以虽然神经官能症症状复杂多变,只要从一个"气"字出发,重点把握从气、从痰、从瘀及从风、火、湿等论治。

辨明受病脏腑与六郁:郁证发生主要为肝失疏泄,脾失健运,心失所养,素体肝旺或体质素弱,复加情志刺激,肝郁抑脾,饮食之所减,生化乏源,日久必气血不足,心脾失养,或郁火暗耗营血,阴虚火旺,心病及肾,而致心肾阴虚。中医学认为本病主要是因七情过极,刺激过于持久,超过机体调节能力,导致情志失调,尤以悲、忧、恼、怒最易致病。若恼怒伤肝,肝失条达,气失疏泄,而致肝气郁结,气郁日久,郁久化火,则为火郁;气滞血瘀则为血瘀;谋虑不遂或忧思过度,久郁伤脾,脾失健运,食滞不消而蕴湿生痰、化热等,则又可成为食郁、湿郁、痰郁、热郁。临床治疗应依据临床症状,辨明其受病脏腑侧重之差异。

郁证以气郁为主要病变,但在其治疗时应辨清六郁。一般来说,气郁、血郁、火郁、主要关系于肝;食郁、湿郁、痰郁主要关系于脾。而虚证则与心的关系最为密切。辨别证候虚实:实证病程较短,表现精神抑郁,胸肋胀痛,咽中梗塞,时欲太息,脉弦或滑;虚证则病已久延,症见精神不振,心神不宁,心慌,虚烦不寐,悲忧善哭,脉细或细数等。

理气开郁,调畅气机,怡情易性是治疗郁证的基本原则,对于实证者当理气开郁,并应根据是否兼有血瘀、火郁、痰结、湿滞、食积等而分别采用活血、降火、祛痰、化湿、消食等法。虚证则应根据损及脏腑及气血阴精亏虚的不同情况而补之,对于虚实夹杂者又当视虚实偏重而虚实兼顾,故其治疗应遵循个体化的原则,因人而异,制订系统的治疗计划,以达到治疗的目的。郁证多发于青中年女性,无其他疾病的症状及体征,临床有忧虑、悲哀、恐惧、愤怒等情志内伤的病史。由于对郁证的病因病机较难控制,医者要关心患者疾苦,做好思想工作,充分调动患者的积极因素,正确对待客观事物,解除思想顾虑,树立战胜疾病的信心;患者要注意精神调节,保持乐观情绪,有助于防止发病,提高治疗效果,促进恢复健康,否则郁结不解,徒恃药石,其效不著。

医案精选

◎案

倪某,男,25 岁。1999 年 8 月 16 日初诊。失眠半年,近 2 天持续发作,彻夜不眠。颜面红赤,发热汗出,心烦多梦,口渴。或话多声高,或萎靡不语。舌质淡,脉洪数有力曾用抗焦虑等药治疗,效果不显。T 39.2℃,BP 120/75mmHg。化验:WBC 8.9×10^9/L。西医诊断为神经官能症。中医诊断为郁证。证属气郁热盛、扰乱神明。治以清热泻火、解郁安神。方以白虎汤加味。

处方:生石膏 60g(先煎),知母、粳米、合欢花、玄参、酸枣仁各 10g。

2 剂后发热明显减退,烦躁症状减轻。夜间能睡数小时,但入睡仍困难。

二诊:前方生石膏减至 30g(先煎),加芦根、香附各 10g,4 剂后,发热、颜面红赤、烦躁消退,失眠缓解,但仍口微苦,胸胁不舒。后拟疏肝解郁安神之剂,调治而愈。

按 患者年轻气盛,因情志不遂,忧思过度,致心脾阴血耗伤,血不养心,则神不守舍,久则病情迁延。复感受寒邪,留邪未去,入里化热,致使病情错杂。以气分热盛为病之标;气血损耗、神失所守为病之本。故以白虎汤为主方,方中石膏、知母攻其热盛;合欢花、酸枣仁解郁安神;玄参、芦根、粳米活血生津。使热邪得除,心神疾病康复。

◎案

某,男,69 岁。1998 年 9 月 20 日初诊。诉 1988 年妻子不幸病逝,1990 年经人介绍,草率再婚。因无真实感情致长期精神抑郁,1993 年检查发现患有高血压、冠心病等多种疾病。1998 年 4 月自感双眼视物模糊,诊为眼底出血,经治半月视力恢复正常。但突感左心前区经常疼痛,时断时续,疑为"心绞痛",经多家医院住院治疗无缓解,各有关心脏检查未发现异常,证明心前区疼痛与心脏无关。只好出院在门诊用中药治疗,仍无好转。1998 年 7 月下旬(即出院后 1 周),突然发现左胸乳房部位有一肿块,边缘不规整,约 2cm×2cm。经外科检查诊断为男性乳腺增生,在某医院心胸外科住院治疗,并于 8 月 5 手术切除,病理检查为良性。术后几天,左胸疼痛有所减轻,但不久疼痛又加剧,每隔 3~5min 就疼 1 次,每次有时 1~2min,有时,长达 10 多分钟,晚上睡觉也经常被疼醒,甚至根本不能入睡,且疼痛与日俱增,最后发展为持续性剧烈疼痛,给精神、肉体带来巨大痛苦,复查未发现异常,后来医院就诊。症见:神情焦虑,面色潮红,左胸剧痛,辗转不安,烦躁易怒,目珠胀痛,思饮,便秘尿黄,舌红略暗,舌下系带稍紫,苔薄黄少津,脉弦滑数。诊为胸痛。证属肝郁化火、心火亢盛、热灼阴伤、气滞血瘀。治以清泻肝心实火,辅以养阴柔肝、理气活血。方用白虎汤加味。

处方:生石膏 60g(先煎),粳米 30g(先煎),黄连 10g,龙胆草 10g,栀子 10g,炒柴胡 6g,生地黄 20g,白芍 60g,山药 60g,丹参 60g,枳壳 15g,香附 15g,白豆蔻 10g(后下),甘草 10g。1 剂。

头煎冷水浸泡 30min 后煎,3 煎共取汁约 600ml,分 6 次温服。嘱消除顾虑,保持心情愉快,忌食辛辣香燥动火之品,勿吸烟饮酒。

1998 年 9 月 21 二诊:患者服药后胸痛程度稍减,偶有短暂疼痛,烦等症状也有所缓解,仍便秘尿黄。药中病所,效不更方,将山药、白芍、丹参用量增加到各 100g,继服 1 剂。

1998 年 9 月 22 日三诊:胸痛较前又有减轻,晚上可间断性入睡,服药后无不良反应。继方续服,每日 1 剂。至 1998 年 10 月 15 日病告痊愈,1 年后追访未复发。

按 此患者病程长,痛势重,重剂可愈,故药量重。以白虎汤为清热生津要药,黄连、栀子清泻心肝之火功著,龙胆草清泻肝火力强,以上均为主药;白芍养血敛阴、柔肝止痛,生地黄清心肝热、养阴生津,山药养阴健脾,可防久热伤阴、苦寒伤阴之弊,丹参清热活血,柴胡疏肝解郁,枳壳行气止痛,香附疏肝理气,以上为辅药;白豆蔻开胃醒脾,可防苦寒药物伤中之虞,为佐药;甘草清热和中,缓急止痛、调和诸药,为使药。诸药合用,共奏清热泻火、养阴柔肝、理气活血止痛之功,与该患者病情药证相符,故疗效好。

二、失眠

失眠是指无法入睡或无法保持睡眠状态,导致睡眠不足。又称入睡和维持睡眠障碍,为各种原因引起入睡困难、睡眠深度或频度过短、早醒及睡眠时间不足或质量差等,是一种常见病。失眠往往会给患者带来极大的痛苦和心理负担,又会因为滥用失眠药物而损伤身体其他方方面面。但也有很多方法可以缓解和治疗失眠。失眠的病因多种多样,大都为不良的生活习惯引起,半夜失眠的人,最容易拿起闹钟来看时间,结果时间分秒过去,自己就真的睁眼到天亮,所以正确办法是半夜起来不要看时间,转身倒头继续睡。

失眠病的中医病名为"不寐",是以经常不能获得正常睡眠为特征的一类疾病。多为情志所伤、饮食不节、劳逸失调、久病体虚等因素引起脏腑功能紊乱,气血失和,阴阳失调,阳不入阴而发病。病位主要在心,涉及肝、胆、脾、胃、肾,病性有虚有实,且虚多实少。治疗以补虚泻实,调整脏腑阴阳为原则。不寐在《黄帝内经》称为不得卧、目不瞑。《素问·逆调论》记载有"胃不和则卧不安"。《伤寒论》及《金匮要略》认为其病因分为外感和内伤两类,提出"虚劳虚烦不得眠"的论述。《景岳全书》中将不寐病机概括为有邪、无邪两种类型。明代李中梓提出："不寐之故,大约有五:一曰气虚,一曰阴虚,一曰痰滞,一曰水停,一曰胃不和。"戴元礼《证治要诀》又提出"年高人阳衰不寐"之论。

中医认为失眠病机为阴阳失衡,当机体阳盛阴衰,卫阳不能入于营阴而阴阳失交发为失眠。因"心主神明",将失眠归于心神病变,以心为病位,且与肝、脾、肾关系密切,或因情志不遂,肝郁化火,肝火扰神,或为饮食不节,食滞伤胃,聚湿生痰,痰热扰神,或为心脾、心肝血虚,血不养神,或为肾阴亏虚,不能上奉于心,水火不济,神失所养,或为心胆气虚,神魂不定。临床多从心神论治,兼以疏肝、化痰、养血、滋阴、益气。

营卫不和,阳不入阴。《灵枢·寒热病》曰:"阴跷、阳跷,阴阳相交,阳入阴,阴出阳,交于目锐眦,阳气盛则瞋目,阴气盛则瞑目。"即在病理情况下,任何因素使阳气失去正常运行,阴阳跷脉失去协调,从而使阳不交阴,都会引发失眠。正如《灵枢·大惑论》所云:"卫气不得入于阴,常留于阳……故目不瞑。"此后,历代医家受《黄帝内经》影响,多从"营卫失和,阳不入阴"的角度认识失眠证的发病病机。脏腑损伤,古代从脏腑损伤认识失眠的论述多涉及心、肝、脾、肾及胃等诸脏腑。《素问·病能》曰:"人有卧而有所不安者,何也? 岐伯曰:脏有所伤,及情有所倚,则卧不安,故人不能悬其病也。"

古今也有众多医家将失眠归为一脏一腑,也有将其归于多个脏腑。脾胃:凡脾胃不和,痰湿、食滞,以致寐寝不安者可从胃论治,《素问·逆调论》载"胃不和则卧不安",脾之阴血不足亦可使神无所养。心胆:心神失常是失眠发生的重要原因,可为心阳不振,可为心之阴血不足。《叶氏医效秘传·不得眠》中说:"心藏神,大汗后则阳气虚,故不眠;心主血,大下后则阴气弱,故不眠。"肝脏:肝的生理功能失常也可导致失眠,肝火亢盛,肝血不足,是其主要原因。《症因脉治·内伤不得卧》曰:"肝火不得卧之因,或因恼怒伤肝,肝气怫郁;或尽力谋虑,肝血有伤,肝主藏血,阳火扰动血室,则夜卧不宁矣。"

失眠的病位主要在心和肝,也与脾、肾、胃、胆相关;失眠证候病机虚和实出现频次对半,既有气血阴阳正气的不足,又有痰浊、气滞、火热、血瘀、食滞等实邪阻滞。运用补益、安神和清热的同时,特别要重视疏肝解郁和活血祛瘀方的选用。临床对失眠的治疗中,用药频次排在第三位的是清热药,显然火热是引起失眠的常见病因。所用的清热药主要是清实热的清热凉血、清热燥湿和清热泻火药。说明失眠多见实热证,清实热是失眠常用治法。根据《黄帝内经》从胃论治之法,以及临床疗效观察出清热法在临床中具有重要作用,且白虎汤现代药理研究表明对神经系统具有调节作用,故临床辨证施治,可将白虎汤用于失眠病。

医案精选

◎案

李某,男,48 岁。2001 年 3 月 10 日初诊。失眠 2 周余,夜晚难以入睡,且每天凌晨 4 点即醒,难以再眠,身热喜凉,全身汗出,咽干、口渴饮冷,胸闷心悸,心烦,小便短黄,脉洪大有力。曾服用西药治疗(具体不详)效果不满意。T 39℃,WBC 8.3×10^9/L,尿常规、胸部 X 线片等辅助检查未见异常。诊断为不寐。治以清热滋阴,养心安神。方用白虎汤加味。

处方:生石膏 60g(先煎),知母、粳米、甘草、玄参各 10g,柏子仁 15g。每日 1 剂,水煎服。

服用 2 剂后,发热烦躁减轻,出汗减少,嘱患者保持心情畅快,勿多思过虑。前方减生石膏为 30g,去玄参,加香附、远志各 10g,陈皮 5g。继续服用 3 剂,热势尽退,患者神情安稳,不适症状消失,睡眠恢复如常。

按 壮年气血充盛,情志不遂,忧思过度,易致心脾阴血耗伤,血不养心,则神不守舍;若感受寒邪留而未去,入里化热,热扰心室,则致不寐。采用急则治其标的方法。发热之病因去除,心神无火热之邪的燔扰,则症状减轻。此时嘱患者调畅情志,切勿过度忧虑,再针对病情,更方继续施治,症状就会渐消殆尽。

三、精神病食欲亢进

饮食异常多数是在精神病理基础上发生的,有很大一部分精神病患者发生饮食障碍。主要症状:少食、拒食、饮食过量、异食等。食欲亢进即饮食过量,精神病患者反复出现不可抑制的暴食冲动,短时间内迅速吃光大量食物,患者发作时并无饥饿感,食后又自我造成呕吐,尽量吐掉所进食物。食欲亢进,是指容易饥饿、想进食物及进食量明显增加。精神病食欲亢进分为多食欲亢进或不知饥饱而发生暴饮、暴食及不能控制饮食。且治疗精神病的药物也会引起患者食欲亢进,目前精神病食欲亢进发病机制目前尚不十分清楚,西医尚无较好的治疗方法。

中医无精神病食欲亢进这一说法,根据其临床症状体征相当于中医的"郁证"。精神病患者食欲亢进均为情志失调导致气机郁结,进而化火,胃火炽盛,腐熟水谷力强,腐食作用过盛,食下不久即感饥饿。《灵枢·经脉》指出:"气盛则身以前皆热,其有余于胃,则消谷善饥,溺色黄。"《灵枢·大惑论》指出:"经气并于脾,热气留于胃,胃热则消谷,谷消故善饥。"其特征为消谷善饥,胃纳过旺,势必加重脾胃运化的负担,久则脾运不及,易生湿生痰,痰湿蕴热,复困脾胃,二者之间恶性循环。另一方面,胃纳所受之物,并非皆为气血生化所需之物,诸如肥甘之品,反影响气血生化,使人体脂质代谢紊乱,使机体储存增多,形成肥胖。如《脾胃论》中所述"脾胃积热,消谷善饥""能食而肥"。《素问·生气通天论》有:"膏粱之变,足生大丁。"对于肥胖患者来说,食欲旺盛,并不代表脾胃功能正常,相反是处于胃强脾弱的状态,其临床的病理表现为:肥胖,消谷善饥,大便干结,动则汗出,口臭,口干,舌苔黄腻,脉弦数。胃热证根据其热势临床可将食欲亢进分为,轻度食欲亢进,饥饿感较平时有所增加,食量增加 1/2 以下。中度食欲亢进,每于食后 2 小时即有饥饿感,食量增加 1/2 以上,1 倍以下。重度食欲亢进,整日有饥饿感,食量增加 1 倍以上。

医案精选

◎案

刘某,女,22 岁。2000 年 7 月 10 日初诊。患者 18 岁时患精神病治疗后缓解,但嗜食无度,甚则半夜都要起床吃东西,否则夜不能寐。自认为身体肥胖是由于服用抗精神病药物引起进食过多所致,不愿服用维持药。方用白虎汤加减,服 2 剂后症状减轻,4 剂后患者食欲恢复正常,观察至今未复发。

◎案

潘某,男,32 岁。1999 年 9 月 3 日初诊。患精神病 2 年,家属述其饭量较平时加倍,餐后 2 小时即想进食,且每餐喜食肥肉才觉过瘾,否则烦躁难奈,纳食则安。以白虎汤加生地黄 30g,水煎温服 3 剂,食欲亢进减轻且烦躁渐消。原方再服 2 剂,食欲恢复正常。

按 精神病患者的饮食直接影响躯体健康状况,进而影响精神疾病的治疗,饮食对治疗的实施有着紧密的联系,中医虽无精神病食欲亢进这一命名,但郁证相当于精神病,郁证中的火郁,胃火旺盛者,多有食欲亢进的临床表现。《素问·灵兰秘典论》说:"小肠者,受盛之官,化物出焉。"抑制小肠的蠕动,减少小肠的吸收功能,从而使患者的饥饿感降低,减少了饮食摄入量,具有通调腑气之作用。泻胃热,可以改善胃火炽盛、消谷善饥状态,从而抑制食欲。胃为水谷之海,化生精微,调理脾胃功能。调理脾胃之气。以上者结合,共奏消脂利水之功。故用清阳明胃热的石膏、知母。据前人张锡纯说:石膏取其辛凉之性,质重气轻,不但长于清热,且善排挤内蕴之热息息自毛孔达出也。用甘草者取其甘缓之性,使逗留石膏之寒凉不至下趋也。阳明为多气多血之经,胃热多为血气俱热,故除清阳明胃热的石膏、知母之外,更配伍凉血的玄参,并与麦冬相合,是取其金水相生之义。用山药代白虎汤中粳米,张锡纯说粳米不过调和胃气,而山药兼能固摄下焦元气,最善滋阴。数药合用,共奏清胃火养胃阴,用以治愈精神病患者食欲亢进疗效肯定。且现代药理研究表明白虎汤对精神病具有一定的治疗作用,故白虎汤运用于精神病患者食欲亢进,不但对患者精神病的临床症状体征有一定缓解,还可以调节患者的饮食,改善患者食欲亢进的症状体征。临床还可结合针刺中脘、天枢、内庭等穴。中脘属任脉穴,为胃之募穴,又是八脉交会穴之腑会,为调理脾胃升清降浊之要穴,用此穴可调节胃肠功能,有使胃肠运动向良性发展之功效。天枢为足阳明胃经穴,为大肠之募穴,其位置在小肠区域,既为循经取穴,又为局部取穴,有调理肠胃、升清降浊之功效。针刺该区域穴位可抑制小肠的蠕动,减少小肠的吸收功能,从而使患者的饥饿感降低,减少饮食摄入量。

四、精神性烦渴症

精神性烦渴又称为小儿精神性多尿,可发生于任何年龄,见于长期人为大量饮水造成致病性多饮多尿,每日尿量可达 4 000ml 以上,但血及尿中的抗利尿激素正常,内分泌功能试验均正常,限水试验,立即可使尿量逐渐减少、尿相对密度逐渐上升达 1.020 以上,而同时血钠正常。该病属于中医"消渴"范畴。

医案精选

◎案

李某,男,12 岁。1992 年 10 月 5 日初诊。患儿诉多饮、多尿半年余。患儿于半年前无明显诱因出现口渴、多饮,饮水量 5 000ml,继之出现尿量增多经多方求治无效。现仍口渴多饮,每日饮水量多达 5 500ml,小便清长,每日排尿 10 余次,无尿急及排尿痛,无腰膝酸软,食纳正常,食量不多,伴口舌干燥,24 小时尿量 4 000~5 000ml,大便正常,症见:一般精神状态尚可,舌质红,苔薄白而干,脉数略细。查血常规、尿常规、大便常规及血糖、尿糖均正常,血及尿中的抗利尿激素水平正常,头部 CT 及头颅正侧位片未见异常。查限水试验排除尿崩症,确诊为精神性烦渴症。中医诊断为消渴。证属肺燥阴伤。治以清热润肺,滋肾缩泉,生津止渴。方用白虎汤合天花散加减。

处方:天花粉 20g,生石膏 15g,知母 10g,生地黄 15g,麦冬 10g,枸杞子 15g,山茱萸 10g,牡丹皮 10g,葛根 15g,金樱子 10g,桑螵蛸 10g。每日 1 剂,水煎服。

服用 3 剂后饮水量减至 24 小时 4 000ml,烦渴诸症减轻,继服前 8 剂后患儿诸症皆消失,饮水量 2 300ml,尿量约为 2 000ml。症见:舌质淡,苔薄白,脉沉。停药后随访 1 年未见复发。

◎案

孙某,女,17 岁,学生。2011 年 8 月 9 日初诊。主诉:烦渴引饮半年。因高二分文科、理科班更换新班主任,与班主任频繁发生不快,以致看到班主任身影,听到班主任声音即感全身不适。最近半年烦渴引饮,日间需随身携带水瓶频繁饮水,夜间饮水 7~8 次,每次约 300ml,伴有纳差,厌甜食及油腻食物,半年体重减轻 7kg,舌边频发溃疡,大便每周 1 次,质干难解。眼袋大而明显发青。现代医学检查:血糖正常,HGB 95g/L。曾求治某中医,给予清热泻火攻下之品非但烦渴不解,且每天腹痛而欲便不得,仍每周 1 次大便。舌红、苔薄白,脉弦。因情志不遂,肝胆气郁,郁而化火,伤津耗气则烦渴引饮而不缓解。肝胆气郁乘伐脾胃,则纳差而厌食油腻及甜食,且眼袋发青,久之气血生化乏源则消瘦乏力。火热上攻,则舌边频发溃疡。肝胆气郁,三焦不布,肠道本已乏润,且火热伤津,肠道津液更加匮乏则大便干结。治以清利肝胆、扶助脾胃、益气生津。方用小柴胡汤合白虎加人参汤加减。

处方:柴胡 30g,黄芩 15g,半夏 20g,生姜 20g,党参 20g,炙甘草 10g,大枣 15 枚,生石膏(先煎 30min)45g,知母 20g,枳壳 15g,当归 20g,白芍 15g,茯苓 20g,白术 15g,天花粉 20g,淡竹叶 20g。3 剂。每日 1 剂,水煎,分早、晚 2 次服。

8 月 12 日二诊:现每晚喝水 3~4 次,每次约 300ml,食欲明显好转。舌红,苔薄白,脉弦。取效,守原方 4 剂。

8 月 16 日三诊:夜间仅喝水 1 次,约 200ml,食欲大增,大便每天 1 次。嘱再进原方 3 剂。

8 月 19 日四诊:烦渴消除,夜间已不需喝水。大便每天 1 次,便软成形,饮食正常。舌淡红、苔薄白,脉弦细。原方减生石膏至 30g,减柴胡至 20g,7 剂,水煎服。并嘱日常学习中应注意调整情绪,及时排解压力,以防复发。

按 据精神性烦渴症临床表现、证候特点,将其归于中医"消渴"进行辨证求治。其病位在肺肾,其病性为阴虚肺燥,肺热炽盛,肺阴被灼,耗伤津液,故见舌燥、多饮;内热炽盛故见烦渴;正常肺主治节,肾阳主开,肾阴主合,燥热伤肺,治节失职,水不化津,直趋于下,肾为水脏,主气化而司开合,阴不足,关门失灵,故见尿频量多。治以清热润肺、滋肾缩泉、生津止渴,方选白虎汤天花散加减,使燥热得清、阴得滋,肺主治司开合功能正常,则诸症随之而除。

五、抗精神病药物所致不良反应性病证

长期服用抗精神病药物所致的各种不良反应中,以药物毒邪蕴久化热,灼伤阴津之证多见,虽见于不同疾病,但其发病机制同出一辙。应用中医理论辨证施治,异病同治,疗效满意。

医案精选

耿小英等介绍其应用白虎汤加减治疗抗精神病药物所致常见不良反应的体会如下。

(一)迟发性运动障碍

为抗精神病药物中酚咪唑类、丁酰苯类等常见的不良反应,多表现为不自主地、有节律地、刻板式运动,睡眠时消失,情绪紧张时加重,唇舌不自主地运动,如吸吮,鼓腮,舔舌,伸舌,咀嚼,乃至言语不清,进食困难,歪颈,伴咽干唇燥,渴喜冷饮,烦躁不宁,大便秘结,舌红苔黄少津,脉弦数有力。证属阳明热盛,阴津不足。治以荡涤阳明,滋阴清热。方用白虎汤加减。

处方:生石膏80～160g(先煎),生地黄30g,天花粉30g,石斛30g,麦冬30g,瓜蒌30g,黄连10g,酒大黄10g(后下),知母10g。

加减:以上肢、头颈部症状为主者,如双手呈捻丸样动作、歪颈,加葛根30～90g;以下肢及躯干症状为主者,如不自主地踱步,原地踏步,加鸡血藤20～40g、白芍20～40g。

(二)流涎

为抗精神病药中二苯氧氮平类常见的不良反应,虽不影响继续治疗,对患者健康也无严重影响,但却给患者带来一定的痛苦及不便,轻者时及少或无流涎,夜间入睡后大量流涎,常浸湿枕头、衣领;重者流涎量多而质稀,日夜均流,张口即可自出,且经常顺口角流淌不止,口臭,小便黄,大便秘结,舌红苔白厚腻或黄厚,脉滑数。证属阳明热盛,胃缓流涎。治以清热泻火,和胃止涎。方用白虎汤加减。

处方:生石膏30～60g(先煎),炒麦芽60～120g,茯苓30g,竹茹10g,知

母 10g。

加减:舌红少苔以阴虚为主者去竹茹、茯苓等,加玄参 30g、生地黄 30g、天花粉 10g;腹胀便秘者加厚朴 10g、玄参 30g、酒大黄 10g(后下)。

(三)闭经综合征

为服用抗精神病药物的常见不良反应,尤以苯甲酰胺类药物舒必利明显,虽不影响疗效,但给患者带来一定的心理压力。女性患者以持续 3 个月以上月经未至(除生理性闭经外),部分患者闭经同时伴有乳房胀痛、溢乳、性功能减退。闭经(溢乳)者同时多伴有心烦急躁,口苦咽干,烦渴欲饮,或舌生疮,小便黄,大便秘结,舌红绛少苔,脉弦细数。证属热郁营血,经脉不通。治以清热凉血,养血通经。方用白虎汤加减。

处方:生石膏 60～120g(先煎),知母 10～20g,生地黄 20g,玄参 20g,牡丹皮 20g,益母草 15g,当归 20g,酒大黄 5～10g(后下)。

加减:头晕耳鸣,腰膝酸软,夜眠梦扰者加栀子 15g、山茱萸 20g、龟板 10g、首乌藤 30g。

(四)药疹

多在初服抗精神病药出现。轻者皮肤瘙痒,上肢及躯干腹侧散在红色粟粒样皮疹;重者皮肤潮红,剧烈瘙痒,周身密布红色丘疹,甚至出现水疱、糜烂、剥脱,为精神科严重的并发症之一。临床上常同时伴有心烦急躁,口渴或不渴,坐立不安,失眠多梦,小便黄赤,大便秘结,舌红绛、苔黄少津,脉弦细数。证属毒邪入血,血热妄行。治以清热解毒,凉血散瘀。方用白虎汤加减。

处方:生石膏 60～180g(先煎),知母 10～20g,连翘 20g,金银花 10g,白鲜皮 30g,牡丹皮 10g,栀子 10g,玄参 30g,生地黄 30g,大黄 10g(后下)。

加减:心烦甚者加竹叶 10g、滑石 30g;皮肤潮红者加紫花地丁 10g、蒲公英 15g。

(五)药物性肝损害

抗精神病药氯丙嗪、舒必利、氯氮平等主要在肝脏代谢,部分患者出现酶代谢紊乱等肝脏毒性反应。出现药物性肝损害多在用药 3 周内发生,兼见纳呆厌食,恶心呕吐,胁肋胀痛,倦怠无力,小便黄,大便秘,舌红苔黄腻,脉弦数或滑数。证属湿热内蕴,气机阻滞。治以清热化湿,理气消胀。方用白虎汤加减。

处方:生石膏60~120g(先煎),滑石30g,栀子10g,黄芩10g,茵陈30g,郁金15g,厚朴10g,酒大黄10g。

加减:肝区刺痛,心烦急躁者加柴胡15g、赤芍10g、龙胆草10g;失眠多梦者加玄参30g、麦冬15g、女贞子30g。

(六)性功能障碍

性功能障碍在男性表现为阳痿,在女性表现为性欲减退,给康复期的患者带来一定的痛苦及心理压力。本文列举之证型为服用抗精神病药物所特有。不同于内科杂病所见症,故治疗也有别于一般补肾壮阳,清利湿热等。临床常见性功能障碍的同时伴有坐立不安,双手发抖,心中烦热,失眠多梦,口渴,头晕眩,小便短赤,大便秘结,舌红苔薄少津,脉细数。证属热灼津伤,宗筋失养。治以清热养阴,濡养宗筋。方用白虎汤加减。

处方:石膏60~120g(先煎),知母10g,玄参30g,生地黄30g,白芍20g,女贞子30g,竹茹10g,沙参15g,酒大黄10g。

加减:腰酸乏力,记忆力减退者加熟地黄30g、菟丝子60g、杜仲10g;心烦急躁者加鸡子黄1个(冲服)、麦冬20g。

按 临床观察到多数患者在初服抗精神病药物1~3周后,可见到口渴,喜冷饮,便秘,口臭,舌红、苔黄,脉滑数等内热壅盛之证。其迟发性运动障碍是由于药物毒邪蕴结,积聚于胃,耗伤胃阴,津不上荣,故出现舌、颊不自主的运动。而四肢不自主地、有节律地摆动,震颤是由于毒邪久蕴体内,损及肝血,筋脉失养所致。流涎乃由于药物毒邪蕴结于胃,中热胃缓则可见流涎、口臭等症。闭经综合征由于药物毒邪蕴于体内,阴耗所致,心阴不足则失眠多梦、心烦急躁,肝肾阴虚、两颧潮红、腰膝酸软,津不荣则口干口渴,虚火上炎则口舌生疮。又脾主运化水谷精微,今受胃经邪热克扰,水谷之精失其常道,上溢为乳,故见泌乳。药疹于毒邪内蕴,外发于表,故见皮肤潮红、瘙痒,血热迫血妄行则见瘀点、瘀斑,毒热扰心则心烦急躁、坐立不安、失眠多梦。药物性肝损害由于药物毒邪聚之于胃,反侮肝胆,疏泄失调,故见胁肋胀痛、恶心呕吐,湿热上扰心神则心烦急躁,病久损及肝血,肝血不足,则双目干涩。如有瘀血停滞则见刺痛难耐等症。性功能障碍乃由于药物毒邪耗伤阴血,日久肝肾两虚,阴精不足,虚火上炎,故心中烦热、失眠多梦、口干口渴、头晕目眩。肝阴不足,筋脉失养,故坐立不安,双手发抖等,肝血肾精不足则性欲减退。上述疾病均由于毒邪内蕴,损伤脾胃,耗伤阴津这一共同病机而发。由于禀赋不同,药量不同及用药时间长短不一,可单一发病,也可同时而发,相继而发,证属阳明热盛,阴津不足,故取白虎汤清泻阳明实热,热去津存为治本之道,根据不同症状或配以养血柔筋,或凉血解毒,或和胃止涎,或养血通经,或舒肝解毒,或补血填精之品,以治诸症。精神病患者尤其是以阳性精神症状为主的患者,出现毒热内蕴之证,应用白虎汤加减可收到良好效果,说明白虎汤不仅局限于《伤寒论》所论之证,而且在精神科应用范围广泛,有其新的适应证。

第八节　理化因素所致疾病

中　暑

中暑是在高温环境下引起的,以机体体温调节中枢功能障碍,汗腺功能衰竭,以致散热功能障碍,水电解质丢失过多为特点的急性疾病。根据中暑病情的轻重、发病机制和临床表现等的不同,一般将中暑分为先兆中暑、轻症中暑和重症中暑三种类型,其中,重症中暑又可分为热射病、热痉挛和热衰竭三类。由高温引起人体体温调节中枢功能障碍,热平衡失调,表现为高热、惊厥、意识障碍、无汗、头痛者,称为热射病,其中因头部直接受烈日暴晒引起的热射病,又叫作日射病。在高温环境中,由于剧烈劳动之后汗出过多而失水、失盐,以致口渴、四肢肌肉等痉挛性疼痛为特征者,称为热痉挛。年老体弱及心血管功能不能适应高温,以致周围血循环量不足,从而引起虚脱或晕者,称为热衰竭。这是中暑最常见的一种临床类型。

中医常将本证分为伤暑和中暑两类。感受暑热或暑湿病邪,表现为壮热、汗出、口渴者,称为伤暑,类似于西医的先兆中暑和轻症中暑。在高温烈日或气候炎热湿闷环境中,暑热或暑湿秽浊之邪卒中,致热盛津伤,邪闭心神,引动内风,表现为高热汗出,心烦口渴,神昏谵语,颈项强直,四肢抽搐等症状者,称为中暑,与西医重症中暑相类似。

医案精选

◎案

刘某,女,25岁。1998年7月21日初诊。发热2天,伴烦热、心中懊侬,出汗少,口渴引饮,喜冷饮,小便多,舌红、苔黄干有刺点,脉浮数。中医诊断为暑热病。证属暑热炽盛型。治以清热生津。方以白虎汤加味。

处方:石膏30g,知母10g,柴胡6g,栀子10g,干葛根30g,天花粉10g,白茅根10g,金银花10g,五味子6g。每日1剂,水煎分2次服,连服3天。

二诊:发热已退,仍有汗出,夜间手足心热,上方去金银花加地骨皮、白薇,连服6剂,告愈。

按 暑热病是南方地区常见病。南方气候炎热,且湿润多雨,素体气阴两虚,尤其是老年、儿童及体弱多病者,因身体元气不足,适应能力差,暑热之邪可乘虚而入,导致本病发生。暑邪的性质和致病特点是炎热,多挟湿,易伤津耗气。根据这些特点,暑热病按中医辨证分型治疗,以白虎汤、葛根芩连汤、清暑益气汤为主,随症加减,取得满意疗效。

◎案

王某,女,3岁。1999年7月2日初诊。T 39℃,面赤唇干,烦躁不安,神志模糊,时而惊哭。其母代述:患儿发热已3天,曾服西药头孢氨苄及肌内注射退热剂,汗出多但发热不减。观其舌质绛红,光剥无苔,指纹青紫,显于命关,口舌干燥,睡卧不宁,小便短少,色赤黄。1天饮食未进。当夏秋之季,暑气旺盛,小儿元气薄弱,真阴不足,易感暑邪。暑为阳邪,化火最速,传变急骤,热炽最易伤阴耗津,又经发汗更伤津液,导致热邪未去而内陷,入营扰心,故见壮热神昏。恐伤津动风而抽搐痉厥,急用清热解毒、开窍宁神之品。

投透热泻热、清心解毒之药,牛黄清心丸 1 粒合紫雪丹 0.15g 顿服。药后热势稍减,神志渐清,但仍唇舌干燥,口渴欲饮,小便仍短少,大便干。此为热邪解而津未复,宜养阴清热为治,投甘寒养液之品。方用白虎汤化裁。

处方:生石膏 30g,生地黄 15g,玄参 15g,麦冬 12g,黄芩 6g,郁金 6g,甘草 3g。

服 2 剂后复诊,病情大减,热退,体温恢复正常,神志清醒,口和,食纳正常,经调理 7 天痊愈。

第九节 内科发热疾病

一、外感高热症

发热是内科急症,属临床常见病、多发病,其中大部分属外感发热,外感高热症是因外感邪毒所致的急性发热,以体温升高(38.5℃以上)、恶寒或伴有口渴、脉数等为临床特征的病症。

医案精选

◎案

刘某,男,88 岁,干部。2002 年 5 月 17 日初诊。主诉:发热、咳嗽、痰黄 1 月余,手足发凉,大便秘结 2 周,头晕 3 天。因感冒引起发热、咳嗽、痰黄,使用多种抗生素发热未能控制。2 周后出现手足发凉,大便秘结,每次大便必用开塞露。现发热、咳嗽、稍喘、纳差、乏力,晨起痰黄成块,手足凉,3 天未大便。T 38.6℃,P 96 次/min,R 24 次/min,BP 150/95mmHg。唇燥,苔黄,脉洪而虚,手足凉。曾患支气管炎,嗜烟,平素血压低。心电图正常。胸透示双肺纹影增粗。中医诊断为咳嗽、热厥、便秘、眩晕。西医诊断为上呼吸道感染,便秘。证属阳明热盛,津气两伤,厥之病机为邪热内郁,阳不外达。治以辛寒清热,益气生津,透达郁阳。方用白虎汤加减。

处方:生石膏60g,知母20g,炙甘草10g,党参10g,山药10g,金银花10g,牛膝10g,陈皮15g。7剂,每日1剂,水煎温服,每日3次。

5月24日二诊:发热、咳嗽、痰黄明显减轻,手足转温,除服药当天用开塞露通便外一直未用。饮食量增,自觉气力增强。查:T 36.6℃,P 82次/min,R 20次/min,BP 140/90mmHg,舌苔薄黄,脉稍弱,手足温。

处方:知母10g,炙甘草6g,党参10g,山药10g,金银花10g,陈皮5g。7剂,每日1剂,水煎温服,每日3次。

2002年5月31日三诊:诸症悉除,停药。

2002年6月7随访,未再复发。

按 热厥为多种原因分致邪热内盛,阳气内郁,不能外达四末而致。因其表象虽为寒,疾病实质却是热,故最易引起误诊,临证之时应格外注意。热厥多发生于阴阳失于顺接之时,临床以热盛体质、病变为实证最为多见。本案症状特点:一是并发症多,有咳嗽、热厥、便秘、眩晕四种;二是症状虚实夹杂,实者如发热、不大便、痰黄等,虚者如纳差、乏力等,脉洪而虚是典型的虚实夹杂之脉,这些与热厥一般表现为实证、阳盛体质不同。此外,患者年高体弱更为治疗加大了难度。

本案辨治特点,一是辨证准确,二是用药精当,前提是辨证。本案因"感冒"引起发热,咳嗽,痰黄成块,大便秘结,手足凉,使用多种抗生素,发热未能控制。此时辨证的关键是无形邪热亢盛,还是阳明燥结成实。根据热盛而四肢厥冷,并有2周大便秘结,最易辨成阳明燥结成实。若仔细分析发热1个月,便秘2周,眩晕、纳差、乏力则应辨为无形邪热亢盛,而用白虎汤主治。

本案用药特点:一是基本方应用,即白虎参汤清解里热,益气生津,透达郁阳,清热是其核心。白虎汤主治阳明热盛证、热厥证。前者以大热、大渴、大汗出、脉洪大为典型症状,后者并见四肢厥冷。凡辨证属实热内盛或阳热内郁者,无论年龄大小或西医诊断何病,皆可酌情用之(中西药联用时宜慎,虽有此,不可贸然用此方药)。二是党参易人参,白虎汤原方用人参。年高体弱热秘,不宜用人参,况本案患者血压较平时高,更不宜用。党参药性平和,补气之力不如人参,但对虚实夹杂之证有利。三是药组应用,即石膏、知母、山药、牛膝。石膏清热迅速,但药性不能持久;知母清热较石膏慢,但清热之性长久,且有滋阴之效;山药滋阴收敛,培补脾胃,利于石膏知母清热之性留于中焦而无伤中之弊。牛膝化瘀,利于阴阳交通,改善四肢厥冷,又能降压,治疗眩晕,收一箭双雕之功。

二、癌性发热

恶性肿瘤患者在病程中常常伴有发热症状,这种发热大多数是由于感染所致,但现在已知,某些肿瘤伴有发热时并无感染的证据,称为癌性发热。是由肿瘤本身引起的发热症状,其原因尚未最后明了,可能有以下几种原因:①肿瘤迅速生长,形成肿瘤组织相对缺氧、缺血,引起组织坏死。②由于炎症刺激,使肿瘤内发生白细胞浸润。③肿瘤细胞释放抗原物质引起免疫反应。④肿瘤侵犯或影响体温调节中枢。⑤未能发现的肿瘤阻塞性感染。目前临床治疗癌性发热以服解热镇痛药物为主。部分患者初次服萘普生后仍出现体温反复。部分患者有慢性胃炎、消化道溃疡等疾病病史,长期服用萘普生等解热镇痛药物后出现胃痛、消化道出血等症状而影响疾病的治疗。

癌性发热的诊断标准:①体温每天至少 1 次超过 37.8℃(口腔)。②持续时间超过 2 周。③体检、实验室、放射检查缺乏感染依据。④缺乏过敏机制。⑤抗生素至少应用了 7 天,但发热无变化。⑥应用萘普生治疗,体温可降至正常。临床,许多癌性发热的患者可表现为阳明经热证,这类患者一般体质尚可,症见高热不恶寒,口渴多饮,汗出,脉洪大,但不一定四症悉俱,只见一二症即可应用。

医案精选

◎案

梁某,男,42 岁。患者于 2002 年 2 月曾行结肠癌手术,术后行多个疗程化疗。2002 年 3 月初出现右下腹疼痛,经腹部 CT 检查诊断为转移性肝癌,遂于 2002 年 3 月底入院,诊为肠癌肝转移。入院后予抗肿瘤药康莱特静脉滴注,并加强对症及支持治疗。入院后第 7 天患者突然出现高热,体温达 39℃,先后给予静脉滴注抗生素、抗病毒药物、激素等,并口服吲哚美辛及物理降温。治疗后体温短时间内稍降,复又升高,最高达 39.8℃,持续 3 日。

症见:壮热,无汗,不恶寒,口渴喜饮,右胁部疼痛不适,大便 2 天未解,小便黄,舌质红,苔薄白,脉洪大。辨证为少阳病邪传阳明所致。邪在少阳,枢机不利,故见口苦,胁痛;邪传阳明,阳明经热邪炽盛故见壮热,口渴喜饮,小便黄,舌质红,脉洪大;邪热伤阴,津亏肠失濡润则见大便秘结。证属阳明热盛,耗伤阴津。治以清热解毒,滋养阴液。方用白虎汤加减。

予白虎汤加白花蛇舌草 30g、牡丹皮 10g、天冬 15g、麦冬 15g、生地黄 25g、七叶一枝花 30g、鳖甲 3g(先煎),每日 1 剂,水煎服。1 剂后体温降至 38.5℃,2 剂后体温降至 37.8℃,3 剂后体温降至正常。

按 白虎汤是张仲景为阳明里热证所设,吴鞠通《温病条辨·上焦》第 9 条云:"白虎本为达热出表,若其人脉浮弦而细者,不可与也;脉沉者,不可与也;不渴者,不可与也;汗不出者,不可与也。"而《伤寒来苏集》亦有"发热无汗,其表不解者,不可与白虎汤"之说,但在临床,癌性发热的患者多无汗,故对此不可尽信书,可不必拘泥于吴鞠通之"四禁"。大凡掌握表邪未解者应慎用,而里热未盛或病非阳明实热者在禁用之列。该患者壮热无汗,然其脉洪大,口大渴,喜饮,大便秘结,阳明里热炽盛。若遵前人之言,不可用白虎汤,则必高热不退,伤阴耗液,致使加重病情。故使用白虎汤,酌加滋阴之品,收效俱佳。张锡纯在《医学衷中参西录》云:"石膏原具发表之性,其汗不出者不可借以发其汗乎……然阳明实热之证,渴而兼汗出者,十人之中不过一二人,是不几将白虎汤置之无用之地乎?"确为经验之谈。因此在临床应用本方,不必拘泥于是否有汗出,但见有高热不恶寒,口渴多饮,脉洪大,大便秘结等阳明里热炽盛之证,即可加减用之。

第十节 风湿类疾病

一、风湿热

风湿热是一种与链球菌感染有关的全身性变态反应性疾病。其主要病变是全身结缔组织的炎症反应,以关节炎和心肌炎最为显著,其次为皮肤、血管、浆膜和神经系统等。初次发作多在 5~15 岁,3 岁以下者极为少见,复发多在初发后 3~5 年内。主要临床表现为:发热、关节炎、心肌炎、皮下小结、环形红斑及舞蹈病。

从其发病及临床特征分析,本病属于中医的"发热""痹症"等范畴。若患者出现心力衰竭,则应参照水肿、喘证等进行辨治。

医案精选

◎案

冯某,女,25 岁。1999 年 2 月 13 日初诊。1 年前,患风湿热,经住院治疗月余始愈。此次新产旬余,百脉空虚之体,客邪外凑,宿疾举发,身热无宁时,昼轻暮重,T 38.4~39.6℃,汗出甚多而热不为汗衰,烦躁,胸痞太息,渴欲饮水,四肢骨节疼痛,肘膝红肿灼热,难以步履,小溲黄赤,大便干结,三四日一行。脉滑数,三五不调,舌苔黄中心灰腻。证经半月,热痹之疾也,法当清热、化湿、祛风、通络。方用白虎加苍术汤合四妙丸增损。

处方:生石膏 50g,知母、苍术、炒黄柏各 10g,汉防己 15g,赤芍 10g,白芍 20g,牡丹皮 6g,粉甘草 3g,怀牛膝、羌活、独活各 10g,薏苡仁 30g。3 剂。

二诊:身热稍退,T 38.1~39.1℃,肘膝红肿之势顿挫,周身疼痛十去其三,黄腻之苔渐化,症情已有转机,上方去甘草,加六一散(布包)30g,石膏加至 60g。3 剂。

三诊时,体温降至 36.6~38.2℃,肢体疼痛已减过半,原方略事出入,续服 6 剂而愈。

◎案

余某,男,22 岁。1978 年 12 月 23 日初诊。因持续发热 3 天,咽喉肿痛,关节游走性疼痛,心律失常而住院,治疗经旬,应家属要求请中医会诊。症见:不恶寒,但发热,T 37.9~38.9℃,有汗不解,日晡烦躁懊恼,有难以明言之状,肩、肘、腕、膝、踝、趾灼痛,上下无定处,肘膝且红肿,渴频饮,舌红,苔黄中心厚腻,脉促。证属热痹。治以清化湿热,除烦,祛风。方用白虎汤合栀子豉汤出入。

处方:生石膏30g,知母、白术、羌活、独活各10g,汉防己15g,川黄连3g,炒黄柏、栀子、香豆豉、怀牛膝各10g,薏苡仁30g。3剂。

二诊:身热已退其半,T 37.4～38.1℃,烦躁已定,饮水不多,肢节疼痛迭减,唯肘膝尚红肿,小溲涩痛,症情尚未稳定。湿热之邪,非辛不开,非苦不降,遵此意立方。上方去栀子、淡豆豉,加龙胆草10g。3剂。

三诊:日前不慎感寒,以致身热复起,T 37.8～38.7℃。恶寒,咽喉肿痛,肘膝肿虽消而痛未已,小溲已不涩痛,厚腻之苔渐化色仍黄,有津。上方去黄连、龙胆草,加荆芥、防风各3g,板蓝根12g,3剂。另六神丸3瓶,每次10粒。

按 在"异病同治"和"辨证论治"法则的指导下,对于风湿热病湿热并重型属实者,予白虎加苍术汤;表证未罢,里热又炽,属实者,用白虎加桂枝汤;气阴两伤,体虚证实者,用白虎加人参汤;阳明经腑证并见者,用白虎承气汤。需要指出的是,无论何种证型,祛风化湿之剂不能少,否则,热将难退而痛亦必不止。气阴两伤患者汗出甚多,对这一类型的少年患者,更须密切注意症情变化。一方面辛散性药如羌活之流应慎用,一方面宜加入龙牡之属,以防汗脱。

二、成人斯蒂尔病

成人斯蒂尔病是一种以发热、皮疹、关节痛和白细胞增多等为主要表现的全身性疾病。由于本病缺乏特异性症状及特异性的诊断方法,常易造成误诊。目前多采用ACR诊断标准。主要条件有:①持续性或间断性发热。②易消失的橙红色皮疹或斑丘疹。③多或少关节炎。④白细胞或中性粒细胞增加。次要条件:①咽痛。②肝功能异常。③淋巴结肿大。④肝脾肿大。⑤其他器官受累。确诊:4项主要条件均具备。疑诊:具有发热、关节炎1项主要条件,1项以上次要条件。同时,需排除感染性疾病、肿瘤性疾病及其他风湿性疾病。

本病的中医辨证多认为属于"温病"范畴,方药则选用新加香薷饮、白虎汤、增液汤等。也有认为本病与湿热关系密切。

医案精选

◎案

某,女,45岁。因"反复发热、皮疹、关节痛伴咽痛1年,再发2天",于2011年4月18日入住医院风湿科。1年前无明显诱因下出现发热,体温在39~40℃,发热时有四肢及躯干部红色斑丘疹,热退后皮疹逐渐消退,伴四肢关节游走性疼痛和咽痛。抗感染治疗无效。予糖皮质激素和甲氨蝶呤治疗后病情逐渐缓解。2天前劳累后再发,遂至医院。体格检查:T 39.2℃,P 90次/min,四肢及躯干可见散在红色斑丘疹,右踝关节略肿,压痛阳性。舌红、苔薄腻,脉数。WBC 16.5×10^9/L,N 89.4%,CRP 122.6mg/L,ESR 90mm/h,铁蛋白(FS)1 103μg/L,ANA(-),BC(-)。中医诊断为热疹痹(邪入气营证)。西医诊断为成人斯蒂尔病。西医治疗予以甲强龙针40mg/天、甲氨蝶呤片10mg/周、羟氯喹片0.2g/天,抗炎免疫抑制治疗。中医治疗如下:高热,汗出,肢体皮疹随热而出,踝关节疼痛,咽痛,纳寐可,二便调,舌红苔薄腻,脉数。治以清热凉营,除湿透热。方用白虎汤合青蒿鳖甲汤加减。

处方:柴胡10g,桂枝6g,石膏30g(先煎),知母12g,青蒿30g,牡丹皮12g,赤芍20g,升麻9g,黄芩12g,姜半夏9g,滑石24g(包煎),生甘草9g,白僵蚕9g,蝉蜕6g,防风9g,独活10g,佛手9g。7剂,水煎服,每日1剂。

二诊:药后发热、皮疹逐渐消退,仍有下肢关节隐隐作痛,诉口干,舌红苔薄白,脉数。前方去石膏、滑石,加威灵仙30g、徐长卿30g以祛风除湿,加麦冬20g滋阴润燥。再进7剂,水煎服,每日1剂,温服。

三诊:药后皮疹隐隐,下肢关节时有疼痛,感有口干,舌红苔薄白,脉细数。前方去黄芩、升麻,加生地黄15g以滋阴养血,独活9g、川牛膝12g以祛风湿通络。续进7剂,水煎服,每日1剂,温服。如此治疗3周后患者发热、皮疹、关节痛及咽痛症状消退。门诊继续予以中西医结合治疗3个月后复查WBC 12×10^9/L,N 81.1%,PLT 255×10^9/L,CRP 27mg/L,ESR 30 mm/h,激素逐渐减至泼尼松(强的松)片10mg/天、甲氨蝶呤片12.5mg/天、羟氯喹片0.2g/天治疗。病情得到明显改善。

按 本案患者初诊时高热起伏,汗出,肢体皮疹随热而出,踝关节疼痛,咽痛,舌红苔薄腻,脉数,属"热痹证"邪入气营之表现。此时治则当清热凉营、除湿透热,药用辛微寒之柴胡、升麻,合辛温之桂枝,取柴胡桂枝汤之义,共奏和解通阳之效;石膏、知母甘寒以清热泻火;青蒿、牡丹皮、赤芍苦寒以清热凉血;再加苦寒之黄芩、辛温之半夏、佛手燥湿,寒热并用以祛湿邪;滑石甘寒利尿通阳,蝉蜕利咽透疹,白僵蚕、防风、独活通络止痛,辅以生甘草调和诸药。药后发热、皮疹逐渐消退,下肢关节仍隐隐作痛,故去石膏、滑石之寒凉药,加用威灵仙、徐长卿以祛风除湿、通络止痛,患者又诉口干,此乃热后津伤之征,故用麦冬滋阴润燥。三诊时,热已消,唯皮疹隐隐,口干,下肢关节时有疼痛,原方去黄芩、升麻,加用独活、川牛膝以祛风通络,合生地黄以养阴生津。辨证用药准确,故疗效显著。

◎案

王某,女,40岁。2013年6月19日初诊。患者因"反复发热伴皮疹、关节疼痛2年余,加重40天"。患者于2011年5月17日突发高热,体温达39.5~40.0℃,伴全身泛发红色皮疹、肌肉疼痛、咽痛,住院治疗。查血常规三项均降低,伴肝功能损害;血培养、血涂片阴性;病毒感染筛查无异常,H1N1 RNA定量阴性;真菌感染定性试验3次结果均偏高(559ng/L,348ng/L,78ng/L);GM试验阴性;降钙素原PCT正常;FS异常升高>1 100μg/L,甲状腺功能正常;心脏、腹部等均未发现异常。患者曾先后多次行骨髓穿刺、骨髓活检、骨髓培养,均未发现异常。PET/CT检查发现一处腋窝淋巴结代谢活跃,行氨水试验复查后考虑反应性增生,疑与入院后应用升白细胞药物有关。经非甾体类药物退热及对症治疗1个月后,患者体温降至低热出院。7月患者再次因高热入院,复查PET/CT无异常,西医考虑成人斯蒂尔病可能性大,予甲泼尼龙片(24mg/天)治疗,约1个月后体温降至低热出院。出院后患者体温持续波动在37.1~37.5℃,并反复出现皮疹及关节肿痛。8个月后激素减量至每日10mg。

2012年5月,患者因低热和湿疹求诊于中医科,辨为阴虚发热,服药4个月后低热消退,湿疹及关节肿痛好转,遂停用激素。10个月后患者进食海鲜后再次发病,服用中药效果不佳。其后发热、关节肌肉疼痛、皮疹等症状反复发作,多可于7天左右自行改善。

2013 年 5 月 8 日,患者失眠后再次出现上述症状,因病情反复迁延不愈,遂于 1 个月后求诊。症见:反复发热恶寒,先恶寒后发热,发热有定时,以傍晚为多,偶尔白天也有发热,热峰达 39.7℃,体温多可自行下降至 37.5 ~ 38.5℃,汗出热稍退;肌肉疼痛,全身出现淡红色皮疹,无瘙痒;咽痛、咽中有黄黏痰,咳痰甚时欲吐;腰腹肤冷,四肢不温,心烦易怒,胃纳减少;口干甚不欲饮,若渴则喜热饮;大便稀烂,小便黄;月经正常;舌红暗、苔厚黄腻,脉弦。李教授考虑患者的发热特点与《伤寒论》"往来寒热,休作有时"相符,并见"心烦喜呕,嘿嘿不欲饮食",病涉少阳无疑。汗出热减、皮疹、肌肉疼痛,考虑外邪郁于肌表,导致"支节烦疼",乃"外证未去"之征,与少阳有关。腰腹肤冷、四肢不温、口干甚不欲饮、若渴则喜热饮、大便稀烂,乃"自利而渴属少阴也",少阴阳虚寒盛,失于温煦,津不上承所致。考虑本病病位以少阳、太阳、少阴为主,先拟柴胡桂枝汤合附子理中汤加味。

处方 1:柴胡 30g,黄芩 15g,法半夏 10g,党参 30g,黑枣 10g,生姜 10g,甘草 15g,附子 10g(先煎),干姜 10g,麸炒白术 30g,桂枝 10g,白芍 10g,粉葛根 90g,桔梗 15g,连翘 30g,板蓝根 15g。3 剂。

方 1 中加粉葛根,取桂枝加葛根汤之意,以升阳止泻;加桔梗,取桔梗汤之意,以利咽止痛;加连翘、板蓝根以清泻肺热。另外,患者咽痛、咳黄黏痰、四肢不温、大便稀烂、舌红暗、苔厚黄腻,与厥阴"手足厥逆,咽喉不利,泄利不止"相符,为肺热脾寒、寒热错杂、虚实夹杂之证,遂另拟白虎汤加减。

处方 2:麻黄 10g,升麻 30g,干姜 10g,炙甘草 10g,黄芩 10g,生石膏 30g,茯苓 20g,玉竹 10g,天冬 10g,白术 10g,知母 10g,天花粉 15g,桂枝 10g,当归 10g,柴胡 30g,青蒿 30g。3 剂。

方 2 加柴胡疏解少阳,加青蒿以透邪外出。上述两方交替服用,每日 1 剂,温服。

二诊患者热退,泻止。

第十一节　免疫系统疾病

系统性红斑狼疮(SLE)

　　此病是一种多发于青年女性的累及多脏器的自身免疫性炎症性结缔组织病,早期、轻型和不典型的病例日渐增多。有些重症患者(除患者有弥漫性增生性肾小球肾炎者外),有时亦可自行缓解。有些患者呈"一过性"发作,经过数月的短暂病程后疾病可完全消失。本病病因至今尚未肯定,大量研究显示遗传、内分泌、感染、免疫异常和一些环境因素与本病的发病有关。本病累及男女之比为1:(7~9),发病年龄以20~40岁最多,幼儿或老人也可发病。

　　系统性红斑狼疮为现代病名,其病情复杂多变,临床表现多种多样,在中医古籍文献中尚无系统的阐述,但与其证候特点相似的论述在古籍文献中却有着大量的记载,其中以《金匮要略》一书涵盖最广,该书中所提出的阴阳毒被现代医家认为最贴近系统性红斑狼疮的描述,而另外所提及的痉病、虚劳、肾着、悬饮、黄疸等病,在其证候描述上均与系统性红斑狼疮的临床症状相类似。

　　医案精选

　　◎案

　　段某,女,29岁,职工。1990年3月22日初诊。患者SLE史2年,因反复低热月余,不规则高热3天,伴咽喉疼痛,口渴多汗,四肢关节疼痛而入院。体格检查:T 39℃,P 90次/min,面部红斑,咽部充血明显,两侧扁桃体无肿大,心肺检查(-),肝、脾未触及,两肾区叩痛(-),脊柱无畸形,四肢、大小关节均有程度不同的压痛,双手雷诺征象,舌质红苔黄腻,脉象滑数。化验:WBC 10.1×10^9/L,N 78%,ESR 30mm/h,尿常规、肝功能、肾功能无异常,胸透、心电图均为正常。西医诊断：①系统性红斑狼疮；②上呼吸道感染。中医诊断：①痹症；②感冒。入院给予泼尼松30mg，早晨一次顿服，青霉素80万U肌内注射，每6小时1次，中药辛凉解表合疏风通络治疗，3天来临床症状无改善，第四天改用白虎加桂枝汤加减治疗。

处方：生石膏50g(先煎)，知母9g，桂枝6g，薏苡仁15g，忍冬藤15g，连翘15g，秦艽9g，牡丹皮9g，赤芍12g，丹参15g，玄参15g，甘草6g。5剂。

用药后体温渐趋正常，关节疼痛亦有所缓解，面部红斑渐消退，口渴出汗，咽喉疼痛等症状均有所减轻。守方加减治疗46天，症状基本控制，好转出院。

按 患者入院前正值早春，初暖乍寒，气候多变，不慎感受外邪，表邪不解，继而化热入里，出现高热。热邪灼伤津液而见口渴，内热盛迫汗外出则见多汗，寒邪郁于骨节，故见四肢关节疼痛。因此入院后虽给予抗生素及激素加大治疗量；但中药予以的是辛凉解表、疏风通络之品，由于药不对证，故而效果不佳。根据患者的舌苔、脉象，结合临床体征，为卫分未解，营分已伤，营卫合邪，故予白虎加桂枝汤。方中石膏甘寒清热泻火而透肌腠为主药；知母苦寒清泻肺胃之热，质润滋燥为辅药，二药合用清热除烦；桂枝温通经络，透达郁热，调和营卫；易粳米为薏苡仁利水渗湿除痹；忍冬藤清热解毒，疏通经络；甘草调和诸药以护胃阴，同时佐以牡丹皮、赤芍、玄参凉血清营。诸药合用具有清热解毒，祛风胜湿，舒筋通络之效，故药到热退，关节肿痛改善。

第十二节 外科疾病

一、急性阑尾炎

急性阑尾炎是外科常见病，居各种急腹症的首位。转移性右下腹痛及阑尾点压痛、反跳痛为其常见临床表现,但是急性阑尾炎的病情变化多端。其临床表现为持续伴阵发性加剧的右下腹痛、恶心、呕吐,多数患者白细胞和中性粒细胞计数增高。右下腹阑尾区(麦氏点)压痛,则是该病重要体征。

急性阑尾炎属于中医学"肠痈"的范畴,因饮食不节,湿热内蕴,以致肠道传化不利,气滞血瘀,湿阻热壅,导致瘀滞热积不散、血肉腐败,主要症状是转移性腹痛,右下腹压痛拒按及反跳痛,同时伴有恶心、呕吐等。

医案精选

◎案

夏某,男,22岁。转移性右下腹痛3天,3天前上腹部闷痛阵发性加剧,伴发热38.8℃,恶心,呕吐,胃纳欠佳,轻度烦躁,全身疲乏无力。昨日腹痛移向右下腹,大便秘结,小便少赤,今日上述症状加剧,体温升高至39.5℃,右下腹部持续性剧痛,右腿不能伸直,急诊入院。T 39.5℃,P 98次/min,BP 100/58mmHg,神清,痛苦病容,面色潮红,呼吸急促。精神萎靡不振,心律齐,HR 98次/min,双肺正常,右下腹部肌肉紧张,麦氏点有明显压痛,并触及小包块如拇指大,右下腹部有明显反跳痛,腰大肌征阳性,闭孔内肌征阳性,罗氏征阳性,肠鸣音亢进。化验:WBC 20×10^9/L,G 90%,L 10%。二便常规示正常。胸透心肺无异常。腹透肺部下无游离气体,肠管有少量充气,未见液平面。诊断为肠痈。治以清热解毒,活血散瘀,托里排脓。用白虎汤合大黄牡丹汤加减。

处方:大黄9g,牡丹皮9g,赤芍9g,桃仁9g,红花9g,冬瓜仁15g,薏苡仁8g,败酱草24g,黄芩12g,黄连6g,金银花10g,连翘10g,石膏90g(先煎),天花粉12g,知母9g,甘草3g。进1剂半。

二诊:服药后症状明显减轻,体温下降到38.5℃,腹痛明显减轻,按之微痛,腹皮拘急消失,口不渴,能进食流质,大便未通,舌质红,苔黄,脉数。右下腹包块缩小。化验血常规:WBC 13.2×10^9/L,G 80%,L 20%。上方去天花粉,进1剂半。

三诊:服上方后,患者体温降至37.9℃,腹痛消失。右下腹按之不痛,右下腹包块消失,自觉神疲倦怠,大便已通,舌质淡红,苔薄白,脉弱。化验血常规:WBC 8.2×10^9/L,G 75%,L 24%,E 1%。照上方去黄芩,减石膏60g,

再进 1 剂。

四诊:服上方后,患者体温正常 36.5℃,无自觉症状。腹部无阳性体征发现。饮食正常,生活自理。舌质淡红,苔薄白,脉弱。化验血常规:WBC $5×10^9$/L,G 74%,L 25%,E 1%。胸透及腹透均正常。住院第四天痊愈出院。

　按　白虎汤主要是治疗阳明经证和热入气分,用之治疗肠痈,主要用于蕴热型肠痈。其临床症状是:壮热面赤,烦躁汗多,口渴喜饮,舌质红,苔黄干,脉洪数。这些症状是因热邪深入阳明,灼津迫液,属阳明经热。而白虎汤是治疗阳明经证和热入气分的主方,石膏辛寒,不但能清阳明经热,还能清二经之火邪,配以苦寒知母,既能协助石膏加强清热泻火之功效,又能除热盛之烦躁,并能养阴以解胃热口渴之症,甘草和胃养阴,采用白虎汤和大黄牡丹汤加减治疗肠痈,要正确运用中医辨证论治,分析其病因病机,才能收到满意效果。

二、烧烫伤

烧烫伤一般是指由热力(包括热液、蒸汽、高温气体、火焰、灼热金属液体或固体等)所引起的组织损害,主要是指皮肤的损害,严重者也可伤及皮下组织。此外由于电能、化学物质、放射线等所致的组织损害及临床过程类似于热力烧伤,临床均将其归于烧伤一类。也有将热液、蒸汽所致之热力损伤称为烫伤,火焰、电流等引起者称为烧伤。烧伤的严重程度取决于受伤组织的范围和深度,烧伤深度可分为一度、二度和三度。烧伤后常常要经过几天才能区分深二度与三度烧伤。

烧伤属于中医"水火烫伤"的范畴。火热邪毒是其发生和发展的主要原因,治疗的主要环节亦在于清除火邪热毒。

医案精选

◎案

靳瑞英在经方白虎汤临床新用提及治疗烧烫伤病例 1 例。张某,男,45 岁,工人。2001 年 1 月 19 日因不慎被蒸汽烫伤,烧伤面积 50%,为Ⅱ度Ⅲ度烧伤,伤后第七天行双手削痂,自体皮移植手术。术后第三天,症见发热,口渴大饮,烦渴不解,多尿,朝轻暮重,虽值冬季仍恶热,面红色垢,舌质红,苔黄燥,脉数大,辨证属阳明燥热证。拟白虎汤原方治疗。4小时后口渴大减,翌日继服1剂,诸症皆除。

◎案

杜某,男,28岁。因汽油着火,为救别人而受重伤,总面积达70%,其中二度、深三度烧伤占57%。入院5天,创面渗出较多,口渴喜饮,呕吐不能进食,大便4天未行,请中医会诊。查:患者舌质红,苔黑而干燥,脉滑数,T 37.8℃,P 88次/min,BP 95/66mmHg。辨证为阳明经腑热盛。治以清热生津,通便泻火。方用白虎汤加减。

处方:石膏30g,知母、芒硝、大黄、枳实各9g,金银花、白茅根各15g,甘草6g。3剂。

服药2剂后,大便通,创面渗出液减少,稍能进食。原方去大黄、芒硝、枳实,加人参须3g、黄芪6g、麦冬12g,以生津育阴,托腐生肌。

5剂后创面渗出已基本控制,舌质呈淡红,苔稍润。继续运用中西医结合治疗,住院65天,痊愈出院。

按 烧伤后创面渗出液,一般在72小时内停止渗出,水肿开始回收。但重度烧伤患者,创伤面积大而深,往往渗出液较多,持续时间较长,难以在数天内控制。这与阴阳证中的"大汗出"有很多类同之处。①血汗同源。因渗出液属津液,与汗同源于血。②大汗为热邪迫津外泄,烧伤后渗出液是因火毒内攻,迫津外泄。③二者都可以致津液耗伤。故认为:烧伤面逾期渗液不止,类似热邪逼津的"大汗"出。患者有烦渴喜冷、舌苔黄燥、黑燥、大便难等阳明腑实证的症状,故采用白虎汤清阳明经之热邪,配承气汤泄阳明之腑实证,两方相配一清一泄,以清阳明之邪热。

三、肾移植术后感染发热

肾移植术后因服用大量免疫抑制剂,尤其是细胞毒药物,易引起机体抵抗力下降,使各种细菌、病毒侵犯机体,导致全身各个部位感染,出现全身炎症反应综合征(SIRS),甚至脓毒症,危及生命。治疗在采用抗生素等措施基础上,可辨证应用白虎汤,减少病死率。

医案精选

◎案

某,女,30岁。以肾移植术后9个月、发热2天为主诉入院,因慢性肾功能不全、尿毒症在医院行同种异体肾移植术,术后移植肾功能良好,规律服用免疫抑制剂CSA 3~7 mg/(kg·天)、泼尼松0.2~0.5 mg/(kg·天),痊愈出院。20天前开始用AZAO 50mg,每日1次。10天前查血WBC 4.0×10^9/L,未停用AZAO。2天前出现发热,体温最高达41℃,晨起开始,持续3~4小时,汗出后逐渐降至36.5~37.0℃;伴胸闷、气促、口渴、腹胀、大便干结;无咳嗽、咳痰,无水肿,尿量正常,以上呼吸道感染在当地医院予双黄连注射液、柴胡注射液、头孢曲松等治疗,效果差。入院后查:T 37~40℃,P 90~120次/min,R 28~32次/min,扁桃体无肿大,两肺呼吸音清,未闻及干、湿性啰音;HR为90~120次/min,律齐;移植肾区无压痛,双下肢无水肿;不吸氧状态下血氧饱和度0.90~0.92;血巨噬细胞病毒阳性;痰培养示铜绿假单胞菌生长。血常规:WBC 0.9×10^9/L,G 66%,L 33%,HGB 94g/L。肾功能:BUN 9.15mmol/L,Cr 121mol/L。X线片:两肺纹理增粗。彩色超声:移植肾形态结构无异常。入院诊断:肾移植术后急性粒细胞减少症。治疗:立即停用AZAO,泼尼松用量不变,CSA减至2 mg/(kg·d)。持续高流量吸氧,全身高热量、高维生素营养支持疗法。清开灵及柴胡注射液退热;利血生、鲨肝醇、非格司亭升高白细胞;头孢哌酮、头孢曲松、双黄连等抗细菌和病毒。用药1周,效果不佳,WBC 1.0×10^9/L,T 39.0℃;查舌质红苔黄腻,脉细数。分析此证为正气不足,热邪侵袭肺卫,治不及时,邪热入里,致阳明热盛,腑气不通。治以清热解毒,补气生津,通腑泄浊。方用白虎汤加减。

处方:生石膏120g(先煎),知母15g,炙甘草6g,黄连6g,黄芩10g,龙胆草10g,栀子10g,大黄10g(后下),莱菔子10g,麦冬20g,天花粉20g,黄芪30g,粳米一撮,大枣3枚。每日1剂,分4~5次频服,每次50~100 ml。

用药1天,体温降至38.0~38.5℃,继服此方,大黄、黄连减量。5天后体温为36.7~36.9℃,口渴、胸闷、大便干结等症状缓解,血WBC升至2.7 ×

10^9/L,停用非格司亭注射液。7 天后,血 WBC 恢复正常,不吸氧状态下血氧饱和度 0.97,停大黄,生石膏减量,继续服用中药。12 天后病情稳定,停中药,西药巩固治疗。20 天后痊愈出院。

按 本案患者自及时应用中药白虎汤加减治疗后,体温得以控制,机体抵抗力得以增强,扶助了正气,驱除了浊气,给抗生素的应用提供了一个良好的内部环境,使得西药抗感染力量得以充分发挥。SIRS 可由严重感染等引起,其核心是机体强烈的生理损伤,相继激活巨噬细胞以及内皮细胞导致内源性炎症介质的过度释放,并引起持续性全身炎症反应。SIRS、败血症、多器官衰竭常是感染性疾病进行性发展的结果。它们都属于中医外感病学、现代感染病学范畴。中医外感病学、现代感染病学两者都是研究感染炎症发热这一主题的,两者在发生发展中所产生的证与病理状态有可相融性,名为"证态",即中医外感病学中的阳明病、气分证与现代感染病学中的感染急性期同属一个证态,都有壮热(高热)、脉率(90~100 次/min)等临床表现。而白虎汤所治的气分证中的阳明热证即符合 SIRS 的诊断标准。全方清热生津,扶正祛邪,从而达到稳定机体内环境的目的;配合西药抗菌及全身支持疗法,使肾移植术后免疫力低下造成的感染高热得到控制。应用中药要掌握发病时机,要做到早发现,早治疗。当出现严重缺氧和急性呼吸窘迫综合征(ARDS)时,还需要辅助给予连续性床旁血液净化(CBP)或呼吸机等治疗手段。另外,术后及时监测各项实验室指标,及时调整免疫抑制剂用量,对临床很有指导意义,可避免严重并发症的发生。总之,肾移植术后感染高热,应用中西医结合的方法进行治疗,是提高肾移植术后移植肾存活率及减少患者死亡的有效手段。

第十三节 皮肤科疾病

一、带状疱疹后遗神经痛

带状疱疹是由水痘－带状疱疹病毒引起的累及神经及皮肤的常见疾病。皮损以沿某一周围神经单侧分布,呈带状排列的水疱群为主,局部神经痛为本病特征之一,可在发疹前或伴随皮损发生,30%～50%中老年患者于损害消退后可遗留顽固性神经痛,常持续数月或更久。

中医将带状疱疹称为"缠腰火丹""蛇串疮"等,认为其发病多由于情志内伤,或脾失健运,饮食失节,肝脾不和,气滞湿郁化热化火,湿热火毒外攻皮肤所致。本病初起多为湿热困阻,中期多为湿毒火盛,后期多为火热伤阴,经络阻塞,气滞血瘀,余毒未消。

医案精选
◎案

耿某,男,76岁,农民。2004年11月19日初诊。自诉2个月前,患额部带状疱疹,经治疱疹消退,而剧痛未止。症见:局部皮肤紫暗,舌质红,苔黄,脉洪大。喜冷饮,大便可,小便微黄。查前医之方,多为清热解毒,泻肝火,凉血祛瘀止痛之剂,用之多不效验。细问患者得知,每次疼痛发作,必大量饮冷水,甚至食生鸡蛋4～5枚,疼痛方减轻。综合上述脉症特点,辨证为白虎汤证。

处方:生石膏40g,知母12g,生甘草10g,粳米6撮,水煎服。1剂后渴饮大减,疼痛亦轻。效不更方,上方再加丹参30g、赤芍10g、生白芍40g、土鳖虫20g、醋延胡索15g、全蝎8g。3剂,日1剂,水煎服。

再服3剂后,渴饮消,疼痛大减。继服上方10剂而愈。

按 白虎汤方所治,为外感寒邪,入里化热,或温邪传入气分的实热证。

气分实热,热邪炽盛,故身热不寒;内热迫津外出故大汗;热灼胃津故烦渴舌燥;邪盛于经,故脉洪大或滑数。所以临床症见大热、大汗、烦渴、脉洪大或滑数等;气分实热者,均可应用。本案患者系外邪入里化热,邪入阳明气分实证。故选用甘寒滋润,清热生津之白虎汤较为恰当。方中石膏辛甘大寒,清泻肺胃而除烦热;知母苦寒以清泻肺胃实热,质润以滋其燥;石膏配知母清热除烦之力尤甚;甘草、粳米益胃护津,使大寒之剂而无损伤肺胃之虞。诸药合用,共奏清热生津之功。里热既清,诸症遂解。

二、单纯疱疹

单纯疱疹是一种由单纯疱疹病毒所致的病毒性皮肤病。根据皮肤黏膜交界处的簇集性水疱群,自觉症状轻,皮损局部有灼热感。病程短、反复再发,在发热或胃肠功能紊乱时发生,即可诊断。

中医称为"热疮",《圣济总录》云:"热疮本于热盛,风气因而乘之。"侵入阳明,阳热充斥,内不得疏泄,外不得透达,郁于皮肤而发,治当清热条达。

医案精选

◎案

曹某,女,28岁。鼻唇周边针尖样红疹,反复发作,痒而有烧灼感,易感冒,红疹发作常于感冒相关,口干尿赤,舌红,苔中黄,脉数。治以清肺胃之热,疏解条达。

处方:石膏30g(先煎),知母9g,生甘草3g,粳米15g,金银花9g,连翘9g,野菊花9g,蛇床子9g,地肤子15g,车前子30g(包煎)。

4剂缓解,6剂消失,半年未复发。

按 患者肺胃有热,复感外邪所致。以白虎汤为主方,佐以清热疏解之品。

三、婴儿湿疹

婴儿湿疹,是一种多发于2岁以内婴儿期的湿疹。其特点是好发于头面,重者可延及躯体和四肢,患儿常有家族史。

中医称为"奶癣""胎疮"。认为本病是由于胎中遗热遗毒,禀赋不耐,或饮食失调、脾失健运、内蕴胎火湿热、外受风湿热邪,两邪郁阻肌肤而成;或因消化不良、食物过敏、衣服摩擦、肥皂水洗等刺激而诱发本病。

医案精选

◎案

英某,8个月。1994年12月10日初诊。其母诉患儿腹背部出现浅红色皮疹,状如粟米全身瘙痒,不能入睡,无畏光,流泪。曾在某皮肤病治疗中心就诊,第一次按疥疮治疗无效,第二次按小儿湿疹治疗效不理想。舌红苔黄,指纹紫。四诊合参,诊为营血热毒炽盛生风所致。以白虎汤加减水煎外洗,1剂。

处方:石膏45g,知母30g,金银花15g,玄参30g,牡丹皮20g,蝉蜕4g,僵蚕15g,地肤子20g。

服上方3剂后,仅四肢少量红疹,守方治疗。翌日,患儿全身满布红疹,疹痒加重,此乃热毒外泄之象。继用原药3剂,皮疹尽退,仅觉瘙痒,原药加白鲜皮20g,3剂煎水外洗善后。

按 患儿乃纯阳之体,体内有胎毒,营血炽盛遇外感诱发出疹,治以清热凉血,透疹止痒。故以石膏、知母为主,辅以金银花、牡丹皮、玄参清热凉血,佐以蝉蜕、僵蚕透疹,诸药合用,药证合拍,故获良效。

四、接触性皮炎

接触性皮炎是指因皮肤或黏膜接触外界物质而发生的炎性反应。其临床特点为在接触部位发生边界鲜明的损害,轻者表现为水肿性红斑,较重者有丘疹、水疱,甚至大疱。有明显接触某种物质病史。

中医根据接触物质的不同及其引起的症状特点而有不同的名称,该病属中医"漆疮""马桶癣""膏药风"等范畴。中医认为因禀赋不耐,皮肤腠理不密,接触某些物质,如漆、塑料、橡胶制品、染料及植物花粉、叶、茎等,使毒邪侵入皮肤,郁而化热,邪热与气血相搏而发病。

医案精选

◎案

某,女,30 岁。1992 年 4 月 12 日初诊。2 天前因使用新油漆的家具于当天下午颜面部、颈部及双手皮肤感到灼痒难忍,搔抓后皮肤呈现细小的红疹,伴有小水疱,经用氯苯那敏片、葡萄糖酸钙针、地塞米松等西药抗过敏治疗 2 天,症状无明显好转。症见:颜面、颈部及双手均可见红肿,皮肤可见抓痕及小水疱,疱壁饱满,抓破处有渗液流出,并伴有发热、口渴,大便干燥,舌质红,苔微黄,脉弦而数。辨为外受毒邪、热蕴肌肤的"漆疮"。治以清热泄毒、利湿凉血。方用白虎汤加减。

处方:生石膏 40g,知母 10g,薏苡仁 30g,甘草 10g,地肤子 10g,赤芍 10g,防风 10g,牡丹皮 10g。

3 剂后身热退净,口干渴大减,皮肤红肿、水疱、瘙痒明显减轻,原方再用 3 剂,各种症状均消退,唯皮肤留有抓痕及水疱结痂。

◎案

林某,女,24 岁。2000 年 7 月 10 日初诊。眼面红肿 3 天,患者于 3 天前到美容店做面部护肤,回家后数小时即出现面部皮肤红肿,用开瑞坦、地塞米松治疗 3 天未效。诊时见满面皮肤通红肿胀,纹理消失,两眼肿胀,睁眼困难,颈部皮肤红肿呈大片水肿性红斑,尿黄短,大便干结,口干不渴,无大热、无大汗,舌红、苔黄,脉滑。证属风热客表,里热炽盛,热盛化风。治以清热凉血祛风。

处方:石膏 40g,知母 10g,生地黄 20g,金银花 20g,皂角刺 10g,防风 10g,白及 30g,甘草 3g。

上药服 2 剂,面部、颈部红斑消退,睁眼自如,大便通畅,续服 2 剂善后。

五、药物性皮炎

凡口服、注射或皮肤黏膜直接用药后,而引起机体的反应称药物反应。以皮肤黏膜急性炎症为主者,称药物性皮炎。

本病总由禀赋不耐,毒邪内侵,外发肌肤所致。或因风热之邪侵袭腠理;或由湿热蕴蒸郁于肌肤;或因外邪郁久化火,溢于肌表;或是火毒炽盛,外伤皮肤,久而可致气阴两伤,脾胃虚弱之证。

医案精选

◎案

肖某,女,54岁。因慢性支气管炎并感染入院,用抗生素治疗14天后,躯干突然出现红色斑疹,瘙痒不止,伴燥热,鼻痒,舌红苔黄。诊断为药物性皮疹,停用抗生素,方用白虎汤加减。

处方:石膏60g,知母40g,玄参10g,连翘15g,牡丹皮20g,僵蚕15g,蝉蜕15g,蚤休15g。

翌日诸症加重,用原方加地龙15g治疗。3剂后皮疹渐退,但瘙痒不止,燥热不适,守原方加白鲜皮20g,续服3剂诸症消失。

按　本病因对药物过敏而得,中医认为,此乃热毒所致,故重用石膏、知母,辅以玄参、连翘、牡丹皮清热解毒凉血,蝉蜕、僵蚕透邪外达,可使热毒外泄,皮疹得消。

◎案

赵某,男,教师,23岁。1998年8月6日初诊。2天前因咽痛服增效联磺片,2天后,周身出现花生米大小紫红色斑片,口腔黏膜糜烂,腰部及龟头部可见数个黄豆大小血疱,疱壁松软,痒甚,高热不退,口唇焦燥,口干渴,大便干燥,小便赤短,舌质红绛,少苔,脉沉细而数。证属毒入气血。治以清热除湿,凉血解毒止痒。方用白虎汤加减。

处方:水牛角粉12g(冲服),生地黄30g,牡丹皮12g,赤芍12g,生石膏30g(先煎),知母12g,生甘草8g,白鲜皮12g,防风12g,金银花15g,连翘15g,牛蒡子12g。1剂,早、晚分服。

服用1个疗程后,热退身凉,头面部红肿消退,周身紫斑颜色变浅,但腰部及龟头部水疱破溃流津,舌质淡、苔薄黄。照原方去水牛角粉、生石膏,加生薏苡仁12g、猪苓12g,继服1个疗程。水疱溃破处,加生地榆30g、地肤子30g,煎水500~1000ml,冷湿敷。每次30min,每日3次,湿敷后,外用氯氧油外涂,每日3次,4天后1个疗程,告愈。

按 药疹的发生是由于其人禀赋不耐,内中药毒,毒入气血,血热蕴结,外发肌肤则出现紫斑,热蕴郁于内则发热,湿热毒邪上蒸则头面红肿,口腔糜烂,湿热下注则龟头起水疱糜烂,热盛则痒甚。根据以上病机拟定犀角(水牛角代)地黄汤和白虎汤化裁,重在清热解毒,凉血散瘀,兼除湿止痒。方用生地黄、牡丹皮、赤芍,清热凉血解毒。知母、生石膏、生甘草,清阳明胃经之热,因胃主肌肉,清胃热亦即清肌热。佐以金银花、连翘,清热解毒;竹叶轻清上焦风热;白鲜皮清热燥湿,祛风止痒,并能利小便,能使湿热从小而出。防风为风中之润药,祛风止痒之中不论偏寒偏热证都可配合使用。本方中生地黄、生石膏用量独重,滋阴清热,清热又不伤阴,为方中之主药。临床应用时可根据发病部位及皮损的特点,在该方基础上适当加减,如皮损以头面部为重且瘙痒甚者,为风热偏重,可加入荆芥、蝉蜕,轻疏风热,但忌用羌活、白芷等辛温燥烈之品,以免助热生风加重病情;如见皮损以下部为主,且糜烂,流津较重,舌苔黄腻,为兼有湿热之征,可用龙胆草、黄芩、黄连等药,助其清化湿热;如浮肿较甚,加入冬瓜皮、车前子之类,行水消肿,随症加减。

六、银屑病

银屑病是一种常见的原因不明的慢性炎症性皮肤病。俗称"牛皮癣"。其特征性损害为红色丘疹或斑片,上覆以银白色鳞屑,可发生于任何部位,但以四肢伸侧、头皮和背部为主,有明显季节性。根据其皮损的不同特点临床上一般将银屑病分为四型:寻常型、关节型、红皮病型、脓疱型。银屑病病因目前仍不清楚。目前对银屑病尚无特效疗法。现有各种疗法只能达到近期疗效,不能防止复发。

银屑病属于中医学的"白疕""松皮癣"等范畴,其发病原因复杂,概括起来有外因和内因两种。外因有风、寒、湿、热、燥、毒之邪,侵袭肌肤;内因可由素体血热,饮食不节,情志内伤等。临床治疗中,寻常型银屑病一般辨证为血热型、血瘀型、血燥型、血虚型;脓疱型一般辨证为脓毒型;红皮型一般辨证为毒热型;关节型一般辨证为寒湿型或风湿痹阻型。

医案精选

◎案

苏某,男,45 岁。1998 年 3 月双下肢于双膝关节外侧出现地图状皮疹,渐蔓延至臀部,瘙痒难忍,经西医多方治疗 1 年半无好转,经皮肤科专家会诊为顽固性银屑病。采用白虎汤加减治疗,病情逐渐好转,1 年后痊愈,至今 2 年未复发。

按　肺与大肠相表里,肺主皮毛,司呼吸,为体内外气体交换的场所。大肠为六腑之一,六腑以通为用,其气以通降为贵。肺与大肠之气化相同,故肺气降则大肠之气亦降,大肠通畅,则肺气亦宣通,大肠蕴毒必然影响于肺,因而皮毛有病则如肺有病。本方石膏为君,取其辛大寒,以制肺胃内盛之热,知母苦寒质润为臣,一助石膏清肺胃之热,二借苦寒润燥而滋阴。重用蒲公英、金银花以增强清理大肠湿毒,加强解毒之功,本方清热、泻火、解毒、滋阴,药证相符,切中病机,故获佳效。

七、痤疮

痤疮是青春期常见的一种慢性毛囊皮脂腺炎症,好发于面部,有粉刺、丘疹、脓疱、结节囊肿及瘢痕等多种损害,并常伴有皮脂溢出。该病的发生主要与遗传、性腺内分泌失调、皮脂分泌过多、毛囊角化异常及痤疮棒状杆菌的大量繁殖有关。

该病属于中医"肺风""粉刺"范畴,与肺、脾、胃、心经关系密切。病因病机为肺经血热上蒸头面,脾胃湿热蕴结肌肤,心经伏热,恋而不去。

医案精选

◎案

某,男,23 岁。于 2000 年 8 月 5 日晚大量饮酒。并嗜食肥甘厚腻之品。翌日晨起,面部广泛出现痤疮,大如黄豆,小如粟粒,连成片,根部深红色,顶部褐白相间,并逐渐形成油性痂垢。于 2000 年 8 月 7 日来医院求治。患者诉面部明显绷紧感,无明显瘙痒及疼痛,干渴,喜饮,大便数不解,小便黄赤。体格检查:颜面、前额成片遍布黄褐色油性痂,形状不规则,痂皮高出皮肤

3mm,色泽深褐,剥离痂皮,可见痂皮下皮肤深红,有少许油性分泌物。舌质红,苔黄,脉数有力。各项实验检查均未见异常。中医诊断为面垢。证属阳明热盛。西医诊断为面部痤疮。治以清热泻火,凉血生津。方用白虎汤加味。

处方:生石膏100g,知母15g,玄参15g,炙甘草10g,葛根15g,大黄15g,赤芍15g,牡丹皮15g。水煎服,每日1剂。

同时患处覆盖新洁尔灭湿纱布。服药7剂后。面部油脂分泌明显减少,面部痂皮脱落,皮肤表现润红,口不干,大便调,小便正常,舌仍红,苔薄黄,脉细数。于上方加丹参30g、紫草20g,以清热凉血、活血散结,7剂后颜面皮肤恢复正常。

【按】《伤寒论》"三阳合病,腹满身重,难以转侧,口不仁,面垢……若自汗出者,白虎汤主之"。此条提出了面垢为白虎汤主治病症之一。患者嗜酒及服食辛辣厚味之品,热毒之邪伏于三阳,不得疏泄,阳明主胃,故面部油垢结痂;热结于肠,故大便干燥不解,小便黄赤,舌质红,舌苔黄;热邪伤阴,故口干喝,喜饮。治以白虎汤清热除烦,生津止渴;加赤芍、牡丹皮以清血分之热;加大黄通便泻热,釜底抽薪;加葛根、玄参解热生津。诸药合用清热泻火,凉血生津,药证相符,病症得愈。

◎案

李某,女,13岁。1986年3月11日初诊。头额、下颌以及鼻翼两侧可见米粒大小的丘疹,少许脓疮,皮肤油腻潮红,大便干结,舌质微红,苔薄黄,脉数。诊断为痤疮。中医辨证为肺胃之热,上壅于面。治以清肺胃热。方用白虎汤加减。

处方:生石膏15g,知母6g,寒水石10g,桑白皮10g,炒栀子6g,黄芩6g,熟大黄6g,冬瓜皮15g。

服药15剂,颜面潮红减轻,上方去栀子,加白花蛇舌草12g,再服10剂,外擦硫磺。

【按】方中生石膏、桑白皮、黄芩清上部之热;冬瓜皮利湿祛脂;熟大黄泻热下行,上清下泻,热邪自解。

八、皮肤垢着病

皮肤垢着病最早由日本的坂本邦树于 1960 年报道,我国近年有散在病例报道。是一种罕见的精神性皮肤病,可能由精神因素、外伤、不洁卫生习惯引起,部分患者可出现性格异常,有学者提出可能与内分泌紊乱有关。

本病多见于女性青少年,发病年龄多为 9～17 岁,皮损好发于乳晕、乳头及其周围、面颊和额部,乳晕周围皮损初为绿豆大小,多数呈黑褐色小丘疹,以后逐渐增多,丘疹可扩大为鱼鳞样网状黑褐色斑。颊额部皮损呈黑褐色疣状污垢样色素沉着或薄腻的黑褐色痂,可呈树皮状、结节状或疣状,质硬,不易剥离。部分患者感觉瘙痒。皮损可于双侧或单侧发生,一般只限于某一部位。现代医学以对症处理为主。

医案精选

◎案

胡某,男,23 岁。1994 年面部被柴油烧伤,呈浅二度,于当地医院抗炎及对症治疗后痊愈。1 个月后烧伤部位油脂分泌增多,并渐形成油腻痂垢。服用谷维素、酮替酚等药物无效,痂垢遍及整个面部,于 12 月 18 日初诊。发病后患者自觉面部有绷紧感,无瘙痒及疼痛,口干喜饮,大便干结,小便调。体格检查:一般情况好,颜面及双耳连成片遍布密集黄褐色油腻性皮,形状不规则。痂皮于颜面中心部增厚,2～3mm,颜色加深,剥离痂皮,可见痂下皮肤充血,有少许油腻性分泌物。舌质红,苔薄白,脉滑数。各项常规化验及生化检查均无异常,疮面分泌物菌培养阴性。中医诊断为面垢。证属阳明热盛。西医诊断为皮肤垢着病。治以清热泻火。方用白虎汤化裁。

处方:生石膏 30g(先煎),知母 10g,炙甘草 10g,葛根 20g,熟大黄 6g,赤芍 10g,牡丹皮 10g。水煎服,每日 1 剂,同时口服维生素 C 0.2g,每日 3 次。

皮损局部清除痂垢,并以黄柏等中药研细末外敷,每日 1 次。服药 5 剂,患者颜面油脂分泌减少,仍有垢着形成,面部有紧绷感,大便调,舌红稍减;继服 14 剂,油脂分泌明显减少,未再形成垢着,于上方加丹参 30g、夏枯草 15g 以清热凉血,活血散结。14 剂后颜面皮肤恢复正常,油脂分泌正常,临床治愈出院。后随访,患者未再复发。

按 白虎汤是《伤寒论》中的经典方剂,用于治疗伤寒阳明热盛及阳合病之证。《伤寒论》曰:"三阳合病,腹满身重,难以转侧,口不仁,面垢……若自汗出者,白虎汤主之。"在此条中提出了面垢为白虎汤的主治证候之一。该患者烧伤后毒热之邪伏于三阳,不得疏泄,蒸越于上,阳明主面,故面部油垢结痂;热结于里,故痂下皮肤色红,大便干结,舌质红;热邪伤阴,故口干喜饮。治以白虎汤清热除烦,生津止渴;酌加赤芍、牡丹皮以清血分之热;熟大黄、葛根以解热生津,诸药合用,清热泻火,凉血生津,药证相符。

九、日晒伤

日晒伤,又叫晒斑,是由于日光过度照射引起的皮肤疾病,属于日光性皮炎的一种。

中医称"日晒疮""夏日沸烂疮"等。

医案精选

◎案

万某,男,24 岁。1986 年 8 月 5 日初诊。皮肤红斑脱皮,因外出游玩,暴晒日光,致使颈、四肢等暴露部位出现大片红斑,略有肿胀,部分脱皮,自觉灼热,痛痒不适,伴口渴尿赤。舌质淡红,苔薄黄,脉浮数。诊断为日晒伤。中医辨证为暑热伤肤。治以辛凉疏透,解暑退斑。方用白虎汤加减。

处方:生石膏 15g,冬瓜皮 10g,知母 6g,香薷 3g,连翘 10g,青蒿 10g,山药10g,绿豆衣 15g,沙参 15g,甘草 6g,凌霄花 6g。

服药 1 周,红斑消退,无脱皮现象,临床获愈。

按 日晒伤为暑热之邪,郁于气分,伤于肌肤所致。故在解气分热中,加香薷、青蒿清暑;山药、冬瓜皮养阴润肤,诸药合用,晒疮得愈。

十、皮肤瘙痒症

皮肤瘙痒症为一种仅有皮肤瘙痒而无原发损害的皮肤病,分全身性和局限性两种。中医称之为"风瘙痒""痒风"。

医案精选

◎案

陈某,男,42 岁。1986 年 8 月 24 日初诊。皮肤瘙痒 1 周,在躯干、四肢可见弥漫性红斑,针尖大小的丘疹,色淡红,压之退色,部分抓破。结有血痂,烦热,口干,便秘,尿赤,舌质微红、苔薄黄,脉细数。此乃风热内蕴,经气不宣,发为本病。治以清气疏透。方用白虎汤加减。

处方:生石膏 15g,知母、寒水石、荆芥、牛蒡子、蝉蜕、甘草各 6g,沙参、绿豆衣各 15g,防风、连翘各 10g。

服药 12 剂,红斑丘疹基本消退,临床获愈。

按 皮肤瘙痒症因火郁气分,外侵于肤。故方中生石膏、知母、寒水石清气分之热;金银花、连翘、蝉蜕疏透热邪于外,诸药合用,共奏清透之功。

第十四节　妇产科疾病

一、经期延长

月经周期基本正常,行经时间超过 7 天以上,共或淋漓半月方净者,称为经期延长,亦称经水不断、月水不绝、经事延长等。

本病的发病机制,有虚有实,实者多因瘀血、瘀滞冲任,新血不得归经;虚者多由阴虚内热,扰动血海以致经期延长;或气虚不能约制经血,致经期延长。

本病辨证以月经的量色质为主,结合形、气、舌、脉综合分析。一般以经量少,色红,质稠,舌红,脉细数属阴虚内热;量多,色淡,质清稀多属气虚;量中等,色紫暗有块,经行不畅,小腹胀痛属血瘀。本病治疗务必缩短经期,以止血为要。以固冲止血调经为大法。

医案精选

◎案

李某,女,35岁。2005年9月2日初诊。月经7月28日来潮,至今未净,经量少色黑,无块,倦怠嗜睡,无腰腹疼痛,平时月经3天净。生育史:2-0-2-2,输卵管已经结扎。舌稍红,苔薄白,脉细。诊断为经期延长。治以清热泻火止血。方用栀子豉汤合白虎汤加味。

处方:炒栀子15g,淡豆豉15g,石膏15g,知母10g,生甘草6g,侧柏叶10g,贯众炭20g,阿胶10g(烊冲)。3剂。

2005年9月5日二诊:进药1剂,阴道出血即净,舌脉如上。妇科检查:外阴(-),阴道通畅,宫颈光滑,宫体后位,大小正常,质中,活动可,无压痛,两侧附件压痛。西医诊断为双侧附件炎。功能性子宫出血。改用清利湿热方剂继续治疗。

按 栀子豉汤是清宣郁热的方剂,并未见用此方治疗妇科血证的报道。方中栀子可以泻火止血已明,而淡豆豉用于止血,历代记载不多,查《本草纲目》淡豆豉条,有用它治疗血痢、小便出血、舌上出血、堕胎血下,可见淡豆豉的确具有止血的功效,只是这点功效被后人疏漏淡忘了。由于栀子、淡豆豉两味药物均具有止血作用,因此可以用于妇科血证而属于血热者。白虎汤的适应证为阳明气分经热炽盛而具备四大症状者。白虎汤用于妇科血证也无人语及。然而在《傅青主女科》治疗黑带下的利火汤中有石膏和知母,这两味就是白虎汤的主药,而所谓的黑带,即是阴道出血呈暗黑色者。此外,治疗牙龈出血的玉女煎和治疗热病皮下紫斑的化斑汤,都含有石膏和知母两味药物,可见石膏与知母配伍适用于因火热之证引起的少量出血性疾病,而非崩淋之症。

二、经行鼻衄

经行鼻衄又称倒经、代偿性月经,是指每值经期或行经前后,出现有规律的鼻衄,并伴有经量减少或不行。这与鼻黏膜对卵巢分泌的雌激素较为敏感,雌激素可使其毛细血管扩张、脆性增加,因而易破裂出血。

中医认为经行鼻衄的主要机制为血热而冲气上逆,迫血妄行所致。

医案精选

◎案

陈某,女,16 岁,学生。1995 年 5 月 22 日初诊。患者经行鼻衄 2 年,自14 岁初潮以来,每于经行前 2～3 天鼻衄,其势汹涌,颜色鲜红,量 300ml,其后月经方至、量少。平素嗜食于辣。曾经多方求治,屡服中西医药物而效果不显。症见:面色潮红,口干欲饮,舌质红,苔薄黄,脉象滑数。治以清热降逆。方用白虎汤加减。

处方:生石膏 45g(先煎),知母 10g,代赭石 30g,炙甘草 5g,怀牛膝 10g,生地黄 12g,赤芍 10g,牡丹皮 10g,麦冬 10g,制大黄 10g,茜草 15g,白茅根10g,大枣 5 枚。嘱经前 1 周煎服 3 剂。

隔月复诊,鼻衄明显减少,经量增多,原方再进 3 剂。

翌月再诊,鼻衄已无,月事按时下,上方继进 3 剂。随访 1 年未发。

按 女子行经,冲气旺盛,血海充盈,方可以时下;冲脉既属肝肾又为阳明,阳明多气多血,经脉行鼻之交颏。患者嗜食辛辣,阳明胃热,内蕴冲任,血热气逆,从清道而出,发为经行鼻衄。方投白虎汤,恰中病机,直达病所。石膏配代赭石,为张锡纯清热而镇冲气之义;辅以生地黄、牡丹皮、牛膝、大黄、白茅根等凉血降火,共奏热清血凉、气顺逆降之效。

三、产后乳汁自出

产后乳汁自出是指产妇乳汁不经婴儿吮吸而自然流出者。又称漏乳及乳汁自涌。若产妇体质盛壮,气血充足,乳房饱满而乳汁溢出,或哺乳时间已到,而未按时哺乳,以致乳汁外溢者,则不属于病态。

本病多因产后气血虚弱,胃气失固,摄纳无权,致乳汁自然流出。治以益气养血,佐以固涩;或因胃火亢盛,肝经郁热,疏泄失常,迫乳外溢,治以疏肝清热。

医案精选

◎案

某,女,25 岁,教师。1995 年 9 月 14 日初诊。患者于 9 月 5 日顺产 1 男婴,9 月 10 日开始双侧乳房乳汁未经婴儿吸吮即大量自然涌出,自己用毛巾围住两乳房乳头,不到两小时即被乳汁湿透欲滴,须不断地更换毛巾,每当起床稍有活动,乳汁即如泉涌。家人曾用杯子接受涌之乳汁观察 8 小时,量达 1 200 ml(婴儿喂服量),乳汁较浓稠,如同橡胶汁。患者故感苦楚。症见:体质健壮,面红目赤,汗出较多,心中烦热,躁扰不安,口干舌燥,极喜凉饮,乳房胀满,胸胁不舒,饥饿感明显,时欲进食,大便干结,小便黄赤,舌质红,苔黄,脉弦数。中医辨证为胃火亢盛,肝经郁热。治以清泻胃火,疏肝清热。方用白虎汤合丹栀逍遥散加减。

处方:知母、牡丹皮、栀子、赤芍、白芍、当归、枳实各 15g,生石膏、夏枯草、丹参、石斛各 30g,柴胡、制大黄、甘草各 10g。每日 1 剂,水煎服,服 3 次,每服 100ml。

连服 4 剂后,患者乳汁即不再自出,分泌量恢复如常,其他诸症亦渐消失。

按 本案患者乳汁自出大量与胃火亢盛、肝经郁热有关。因足明胃经经过乳头,足厥阴肝经至乳下,故脏腑肝与胃的病变均能通过经脉影响乳房的正常生理功能。又乳汁来源于精血,妇人产后哺乳期间,经水不行,转变为乳汁分泌。故若胃火亢盛,肝经郁热,在女性行经期间可迫血妄行而成崩漏;在产后哺乳期间,可致乳汁自出。用白虎汤合丹栀逍遥散加减治疗,是取白虎汤能清胃泻火,丹栀逍遥散能疏肝清热,合而用之,使胃火除,肝热清,脏腑平安,阴平阳秘,乳汁自不外出。

四、卵巢癌晚期纳差

医案精选

◎案

王某,女,76 岁。卵巢癌晚期,口大渴,唯食冰块,不能进食,食则呕吐殆尽,大便少而难,舌质光红无苔,舌体瘦小少津,脉沉细,给予沙参麦门冬汤、益胃汤、增液汤等病情依旧,且药入即吐,后改用白虎汤合旋覆代赭石汤加减。

处方:生石膏 30g,知母 10g,生甘草 6g,代赭石 15g,旋覆花 10g,麦冬 10g,太子参 10g。嘱其频服,代茶饮。

服药 3 剂后,口渴减轻,不再觅食冰块,目前呕吐止,能少量进食,再进 3 剂后,口渴止,食欲增加。

按 恶性肿瘤晚期为邪气盛极,正气虚衰,脾胃为后天之本,胃为多气多血之腑,热毒炽盛,必然耗伤胃之津液,导致胃之功能受损,胃气上逆,此例为何用沙参麦门冬汤、益胃汤等养阴生津药无效,而白虎汤合旋覆代赭石汤却效如桴鼓? 根据《黄帝内经》云:"壮火食气,气食少火;壮火散气,少火生气。"该患者虽然体质虚弱,但其病本质为邪热内炽,引起壮火食气,抓住"大渴"一证,大胆采用清热泻火生津之白虎汤合重镇降逆之旋覆代赭石汤使渴止食增,正所谓"扬汤止沸,不如釜底抽薪"。

五、产后发热

产后发热是指在产褥期内出现持续发热,或突然高热寒战,或往来寒热,并伴有其症状者。

中医认为本病的原因有以下 5 个方面:①感染邪毒:分娩产伤,元气受伤,或产后调护不慎,邪毒乘机内侵,客于胞中,正邪交争,致令发热。②血瘀:产后恶露不行,或行而不畅,瘀血停滞,阻碍气机,营卫失调,故成产后发热。③外感:产后失血伤气,元气大亏,百脉空虚,腠理不密,以致风、寒、暑、热之邪,乘虚袭人。④血虚:素体血虚,产时或产后失血过多,阴血暴虚,阳无所附,阳气浮越于外,遂成产后发热。⑤伤食:产后因急于滋补,饮食过度,或嗜食肥甘油腻,脾胃虚弱,不能运化,食积气壅,蕴而发热。其治疗,应以调气血、和营为主。应注意产后多虚多瘀的特点,不宜过于发表攻里,但又不可不问症情,片面强调补虚而忽视外感和里实之证,勿犯虚虚实实之戒。

医案精选

◎案

某,女,产后 3 天,发热不退,口渴,烦躁不安。前医认为"败血攻心症",以生化汤加减治疗,反增气急,谵语,自汗出。病后 2 天(即产后 5 天)来诊,患者脉洪大而数,舌质红绛而燥。予人参白虎汤加减。

处方:生石膏一两二钱,知母三钱,潞党参一两,炙甘草二钱。嘱以粳米四两用水 3 大碗煮至微热为度,取米汤 3 杯入上药,煎成 1 杯,剩余米汤留作次煎用(次煎两杯煎 1 杯),每日服 2 次。

时值隆冬季节,病家见方中有石膏颇为疑惧,盖乡人虽不识药性,但石膏大寒则为群众所共知,俗有产后宜温不宜凉之说,所以犹豫不敢服用。后经解释,说明是产后温用乃一般治法,如有特殊情况则不受此拘限。现患者高热、口渴、烦躁、汗出、脉洪数、舌质红绛燥,是因热甚劫津,故前医用生化汤加减,症状反而增剧,便是明证。此证此时,急需清里热,救津液,用人参白虎汤乃依证施药。病家听后,才半信半疑而去。服 1 剂后,症状大减,次照原方再服 1 剂而愈。

按 这例产妇大热、大汗、大烦、大渴和舌质红绛燥,脉洪大,用白虎加人参汤,是虑其产后多虚,耗血伤津之故。应用白虎加人参汤力挽狂澜,使病转危为安。

◎案

张某,女,23 岁。1993 年 7 月 22 日初诊。新产 20 天因贪凉自食西瓜及冰棒,当夜即发热,经当地卫生室治疗无效,又请某医诊治,诊为"产后受凉",给汤药 2 剂,其服药后盖被发汗,并嘱将房屋门窗紧闭以防透风而影响发汗,服 1 次药 3 小时后神志不清,面色潮红,全身肌肤灼手,满身疹子,呼之不应,遂来就诊。诊见其面色潮红,满身疹子,神志不清,双侧瞳孔等大等圆,对光反射存在,双肺(-),心律齐,HR 92 次/min。肌肤灼手,T 40.2℃,口唇干焦,苔薄微黄,脉数。此乃伤暑所致,宜清热解暑,拟白虎汤加减。

处方:生石膏 300g,粳米 30g,知母、藿香各 12g,甘草 6g,水牛角、竹叶各10g。水煎灌服,另给支持疗法。

服药后 0.5 小时后即全身微汗,热势渐减。2 小时后睁眼索要水喝,体温降至 38.9℃;再服药后,神志已清,体温降至 37.6℃,第二剂减石膏为 200g,翌日清晨已清醒如常人,T 37.2℃,已能进食。上方减石膏为 100g 再进 1 剂后痊愈出院。

按 白虎汤原为"伤寒、脉浮滑,表里俱热"而设。患者因新产体虚加之饮冷而致病。恰逢暑天,少用祛寒剂即可,某医不但给予祛寒之重剂,反而加被令其出汗,并紧闭门窗,致患者中暑。《集验良方》载:"白虎汤,治中暑口渴饮水、身热、头晕、昏晕等症。"用之果获良效。

第十五节　儿科疾病

一、麻疹

麻疹是由于麻疹病毒引起的一种急性发疹性传染病。其特征为皮肤遍发粟粒至绿豆大小玫瑰斑疹或丘疹,伴发热、咳嗽、鼻塞、流涕、怕光、泪水汪汪等全身症状。本病好发于 6 个月到 5 岁儿童,流行于冬春季节。

中医学对此病早有记载,如《麻科活人全书·麻疹骨髓赋》中记载:"初则发热,有类伤寒,眼胞肿而不止,鼻喷嚏而涕不干,咳嗽,少食,作渴发烦。以火照之,隐隐于皮肤之内;以手摸之,磊磊乎肌肉之间。其形似疥,其色如丹。"在发病过程中,只要护理得当,出疹顺利,预后较好;若年幼体弱,正气不足,抗病力差,或护理失宜,或邪毒较重可发生"逆证"或"险证"可危及生命。麻疹"顺证"的治疗,疹前期宜辛凉透表为主;出疹期宜清热解毒为主,佐以透发为辅;收疹期宜清余热、养肺阴、调脾胃以善其后。

医案精选

◎案

患儿,女,3 岁。正值 8 月间气温甚高时出麻疹,透疹前 3 天持续发热

38.5～39℃。表现嗜睡兼烦躁、拒乳。两肺呼吸音粗糙,未闻及干湿性啰音。给予青霉素40万U肌内注射,2次/天。到第四天午,突然高热达41℃。神志昏迷,周身赤如云团略紫暗,鼻煽气促,两肺可闻及广泛湿性啰音。遂改用四环素、红霉素加入10%葡萄糖溶液静脉滴注;以50%乙醇擦浴;肌内注射安乃近等治疗,用药后症情有增无减。当时又无吸氧条件,病情十分凶险。遂投以大剂量白虎汤:

处方:生石膏30g,知母10g,生甘草5g,粳米1撮。

煎成约200ml,嘱少量频喂以防呕吐。约喂服了一半,时过40min左右,患儿神志逐渐转清,赤如云之团块明显消退,呼吸平稳,后以清润解毒法治愈出院。

按 本例系麻疹逆证,病情凶险,肺胃实热显然。白虎汤属辛凉重剂,用于本症的抢救当属首选。

二、小儿外感高热

高热主要指体温超过39℃以上为主要临床特征的各种急性发热性疾病,可由各种病毒、细菌、支原体等感染而发病。

中医认为外感高热是人体衣着失宜,复感风、寒、暑、湿、燥、火六淫邪毒所致。

医案精选

◎案

毕某,女,1.5岁。发热3天,T 39～40℃,不欲进食,但欲饮水。口唇干燥,汗出量多。无涕,不咳,二便正常。体格检查:精神好,血红耳赤,力一般,发枯成束。指纹紫红,皮肤热,腹部胀,无压痛,舌苔薄黄不润。辨证为外邪入里化热,热在气分。治以清泻气分之热。方用白虎汤加味。

处方:生石膏30g(先煎),知母10g,甘草6g,金银花10g,连翘10g,板蓝根15g,粳米15g。3剂。

当日1剂,煎2次,分上、下午各服1次,当晚热退,精神好,服完第二剂,自动停药,痊愈。

按 白虎汤在伤寒与温病中,应用较广。适用于外邪入里,伤及气分、白虎汤能够保其津液,退其大热。本病用白虎汤加味,它能使内热从表外散,方中石膏甘辛大寒,寒能清热降火,辛能发散,甘能缓脾渴,故为清气泻热之要药;知母辛苦而寒,能滋水降火,粳米、甘草配石膏、知母以养阴,并能调和脾胃,以防两味寒凉之品伤及脾胃;方中板蓝根苦寒,能清热解毒;金银花、连翘清热解毒清心热,古人说"火有余便是毒",故加清解毒药是非常必要的。

三、小儿流行性感冒

流行性感冒由流感病毒引起,传染性强,容易造成流行。西医治疗以对症治疗为主。

中医认为本病属于"风温病"范畴,称"时行感冒"。认为多因气候暴寒暴热,感受时节之气,从口鼻而入,蕴郁肺、胃两经,外达肌表,滞于经络,故表现为肺胃及全身症状,且发病大多急骤。

医案精选

◎案

沈树人治疗80例小儿流行性感冒患儿,体温39~40℃。中药组:男性28例,女性22例,年龄6~12岁,病程在36小时之内;对照组:患者性别、年龄、病程及临床表现与中药组相仿。应用羌蒿白虎汤内服。

处方:羌活5~10g,青蒿8~15g,石膏10~30g,知母5~10g,滑石10~15g,杏仁5~10g,板蓝根8~15g,白薇8~10g。

中药组尽服方剂,原则上不用西药;对照组则用金刚烷或病毒内酰类生素。结果:24小时内体温降至正常者,中药组15例(30%),对照组3例(10%);48小时内体温常者,中药组45例(90%),对照组18例(60%)。中药组疗效明显优于对照组,两组显著性差异($P<0.05$)。

按 中医认为夏季流行性感冒是外有寒束、内蕴暑邪,白虎汤就是根据这病因病机而设立的。方中以羌活、白虎汤为主药,解表散寒,清化暑热。名医王天如的经验是青蒿、石膏清暑泻热,不但在理论说得通,亦历试不爽。

杏仁、滑石宣肺利湿,使暑湿之邪上下分消,从而弥补了白虎汤化湿之力不足。名医刘绍勋治疗流行性感冒时必滑石、石膏配伍。板蓝根清热解毒,白薇虽以清虚热见长,但清实热亦有效,在治疗外感热病的时方中每每用之。全方共奏解表散寒、清暑泻热、清热解毒之功效。

四、小儿咳喘证

小儿咳喘证常见于支气管炎、肺炎、哮喘病等。

中医认为病因外责之于感受风邪,内责之于小儿形气未充,肺脏娇嫩,抵抗力差而发病。由于外邪犯肺,使肺气郁阻,日久生热,肺热熏蒸,炼液为痰,痰附肺络,不得宣通,因而上逆。痰、热是其主要病理产物。

医案精选

◎案

李某,男,7岁。1986年12月6日初诊。患儿素体虚弱,遇寒即发哮喘,已历1年余。近年来,天气骤冷时,哮鸣难平。先后经用氨茶碱、麻黄素、腺素等药治疗未效。症见:喉间哮鸣不止,咳嗽痰稠色黄,口渴喜冷饮,大便秘结,小便黄。苔薄黄,脉滑数。双肺闻及较多干、湿啰音。血常规示:WBC 19.0×10^9/L,G 0.78;胸透:右肺下可见片状模糊阴影。诊断为支气管哮喘并感染。证属表卫不固,痰热郁滞,肺气上逆,而为热性哮喘方选白虎汤加紫苏子、杏仁、前胡、牛蒡子、葶苈子、马兜铃、白茅根、浙贝母。

服药2剂,症状大减,守方再进3剂,诸恙遂愈。

按 本案因内有壅塞之气,外有即受之感。膈有胶固之痰,用白虎汤加减清热化痰,和胃养阴,降气定喘,如是热清痰除,气道通利,哮喘乃愈。

◎案

李某,女,2岁半。1990年11月25日初诊。患儿发热、咳嗽、气促,经当地医院用青霉素、服中药治疗无效而来就诊。体格检查:T 39℃,咳嗽喘促,鼻翼翕动,口渴喜冷饮,汗出不畅,倦怠,纳呆;舌红、苔黄,指纹紫红达气关;双肺闻及较多湿性啰音;血常规示:WBC 13.0×10^9/L,G 0.77,诊断为支气管肺炎。证属痰热闭肺,肺失肃降。治以清热豁痰,宣肺平喘。拟白虎汤加沙参、白茅根、川贝母、牛蒡子、前胡、杏仁、桔梗治之,连服 5 剂,诸疾遂愈。

按 本案以热痰壅肺为主,肃降无权,投白虎汤泻热为首务,杜其生痰之源,复佐以豁痰顺气,故疗效满意。

五、小儿夏季热

夏季热为婴幼儿时期一种特有的疾病,尤以 1~2 岁的小儿发病最多,临床以长期发热、口渴多饮、多尿、汗闭或少汗为主要症状。本病的发生与气候有密切关系,其发病季节多集中在 6~8 月,秋凉后多自行消退。发热一般在 38℃ 以上,持续不退,无固定热型,病程长者可达 3 个月,甚至更长。

中医认为小儿夏季热与小儿生理的特殊性有关,由于小儿体温调节功能不全,且肾气不足,脾气未充,正气虚弱,故不耐盛夏炎热之消灼而发病,暑气蕴遏肺胃,熏灼皮毛,腠理闭塞,耗气伤津,致阳明气分实热。

医案精选

◎案

张某,男,1 岁 4 个月。1995 年夏初诊。素体虚弱,入夏以来,发热不退近月余,曾用抗生素、退热药等治疗,效果欠佳。症见:面色苍白无华,神疲体倦,皮肤灼热,手足心热,T 39.2℃,口渴频饮无汗,纳呆便结,尿多而频,舌红、苔黄腻,脉数,指纹紫红。诊断为小儿夏季热。证属暑伤肺胃。治以清热益气,养阴生津。方用白虎汤加味。

处方:生石膏(先煎)、粳米(先煎)、狗肝菜(鲜)各 15g,知母、蝉蜕(后下)、甘草、黄芩、西洋参各 4g,淡竹叶 6g,鲜生地黄 10g,白薇 3g。水煎服,3 剂。

二诊:皮肤手足心已不感灼热,频饮、多尿有所改善,体温早、晚 37.9℃,午后仍 38.5℃。原方减去石膏、黄芩,加地骨皮 9g,玄参 4.5g,再服 5 剂。

三诊:面色红润,胃纳尚可,舌淡、苔薄,偶有低热,二诊方去狗肝菜、蝉蜕,加太子参 10g,黄芪 8g,3 剂。药后患儿精神食欲良好,停药后,嘱其家属用大碗(鲜)15g,煲猪骨或单清蒸饮服,后经随访已愈,未再发热。

按 方中以石膏清阳明气分邪热,辅以知母清热养阴,石膏配知母则加强清热除烦作用；佐以黄芩、狗肝菜清肺胃之热；甘草、粳米和胃养阴；生地黄凉血养阴；白薇凉血善退虚热；蝉蜕善于定惊解痉；西洋参益气生津，养阴清热。故用此方能获较好疗效。

◎案

黎某，女，1岁7个月。1994年7月5日初诊。患儿持续发热已40余天，T 37.8~38.7℃，曾在某院住院治疗15天，热仍不退，后来医院求治。症见：T 38.3℃，精神尚好，饮食、二便、睡眠如常，咽部稍充血，口唇干，结核菌素试验及肺部X线检查，未发现结核病，肥达反应（-），血常规检查，除WBC偏高外，无异常。方用白虎汤加味。

处方：生石膏15g，知母5g，薄荷10g，白芍、柴胡各8g，地骨皮12g，青蒿、鳖甲各6g，鲜荷叶1片。3剂，水煎频服。

患儿服第二剂时，体温降至37.2℃，第三剂后体温渐降至36.7~36.9℃，继续调治，追访无复发。

按 治以白虎汤加荷叶清暑热，益胃生津；青蒿、薄荷透热解表；柴胡、地骨皮清其余热，诸药共奏其效。

六、小儿发热

发热是由各种原因引起的体温超过正常值范围，腋下超过37.2℃的病症。

中医认为小儿发热，常有几种类型：壮热、微热、发热恶寒、恶热、往来寒热、潮热及午后发热等，此外亦有体温不高而自觉发热者，如烦热、内热、实热、五心烦热、手足心热等。引起发热的原因很多，根据其感邪之不同和体质因素，可分为外感、内伤两个方面：外感发热常因六淫之邪及疫病之气所引起，发病较急，属实证的多；内伤发热多由饮食劳倦、气血虚弱，致脏腑功能失调而成，起病较慢，属虚证的多。小儿为"稚阴稚阳"之体，气血阴阳均属不足，因而外感六淫或内伤饮食均易化热。

医案精选

◎案

林某,男,6岁。1998年3月12日初诊。恶寒、高热、烦躁不安,伴头痛乏力,咽喉肿痛3天。3天前体温持续在39.0~39.8℃,曾肌内注射青霉素、复方氨基比林,热稍退,但夜间体温又上升至39.8℃。症见:神疲,咽红,扁桃体Ⅱ度肿大,舌红少苔,脉浮数。治以清热生津,解毒安神。方用白虎汤加味。

处方:生石膏20g(先煎),知母、板蓝根、野菊花各10g,粳米6g,甘草6g。佐安宫牛黄丸1/2丸口服,每日1次。服药后1天内热退,诸症消失而痊愈,随访1周未复发。

按 此类病案多应用西药退热剂,但热不退或退而复升。其病机为热毒伤阴,故治当清泻热毒,生津止渴,开窍安神。白虎汤具有清热生津,除烦止渴之功,方中生石膏、知母清热泻火,滋阴润燥;粳米、甘草益胃护津。安宫牛黄丸则能清心解毒,开窍安神。二者合用可清解热毒,养阴生津,开窍安神,故能令热退神清,津生渴止。因小儿体弱不耐久伐,故临床上应中病即止,以防伤正。

◎案

王某,男,7个月。1995年5月2日初诊。哭闹,发热,轻咳,食少纳差,神清。曾口服螺旋霉素、止咳药等无效。症见:T 39℃,多汗,烦渴引饮,精神萎靡,舌红,苔黄腻。此乃阳明经热盛及肺。口服白虎汤半剂。体温降至36.7℃。再服1剂痊愈。随访2周未复发。

按 白虎汤凉能清肺火,甘寒能滋阴,为清热保津的重剂。石膏甘辛而寒,寒能清热保津,辛能发汗解肌,甘能缓脾止渴,为清泻肺胃而除烦热之要药;知母辛苦而寒,滋水降火,清热保津;粳米、甘草补土生金,益胃护液,使大寒之剂无损伤脾胃之虑。全方共奏退热保津之功效。对邪热入里,体质较好者用之疗效更好,虚寒体质者不得服用。

◎案

董某,女,2岁。2004年5月8日初诊。发热3天至今不退,曾应用青霉素输液治疗,体温降低,药后又升高,故来诊。症见:面红、目赤、唇燥,时而烦躁不安,触之皮肤灼热,T 39.7℃,大便不太干燥,色黄,气味臭秽,小便短赤,舌苔黄燥,脉弦数有力。方用白虎汤加味。

处方:生石膏15g,知母8g,粳米14g,甘草3g,竹叶3g,黄连5g,白头翁10g,川贝母10g,黄芩10g,荆芥6g,薄荷3g。取2剂凉水煎服。

二诊:体温正常,仍舌苔黄燥,小便短少色淡,大便色黄味臭,日泻3次,食纳差,脉缓,此为大热已清,余热未清,考虑为寒凉药伐脾胃所致,当健脾燥湿佐以清热。方用香砂平胃散合芩连汤加味。

处方:苍术6g,茯苓10g,厚朴6g,陈皮5g,砂仁3g,炙甘草3g,藿香4g,葛根9g,黄芩6g,黄连3g,山楂3g。取1剂温水煎服。药后二便正常。

七、川崎病

川崎病又称皮肤黏膜淋巴结综合征,是一种病因未明的血管炎综合征,80%在4岁以前发病,其临床特点为急性发热,皮肤黏膜损害和颈淋巴结肿大,累及心血管系统,是小儿期缺血性心脏病的主要病因,可以是成年后冠状动脉粥样硬化的危险因素。

川崎病属中医学"温病"范畴。"温邪上受,首先犯肺",且卫之后方言气,营之后方言血。疾病初期表现为卫气同病,以发热皮疹为主,可应用白虎汤加减治疗。

医案精选

◎案

李建军等应用中西医结合治疗川崎病8例,其中男性6例,女性2例;年龄最小1岁,最大9岁,平均5岁;病程1周以下2例,1~2周5例,2周以上1例。化验:白细胞总数升高者5例,血小板总数升高者1例,血沉增快者1例,C - 反应蛋白升高者1例。经心脏彩超检查,证实有冠状动脉扩张者5例,形成冠状动脉瘤者1例,心脏无明显病变者1例。均出现发热、皮疹,眼结膜充血,手足硬肿等症状,其中颈部淋巴结肿大者6例。全部病例在入院前均曾用抗生素治疗。治疗方法:病程在1周左右治以清热解毒、宣表透疹。

方以银翘散合白虎汤加减。

处方:金银花 15g,连翘 10g,生地黄 10g,知母 10g,栀子 10g,薄荷 5g,生石膏 20g(先煎)。水煎服,每日 1 剂。

治疗 3 个月后,复查心脏彩超以判定疗效。西药用阿司匹林 30～50/(kg·天),热退后改为 5～10/(kg·天),用药 2～3 个月。结果:痊愈 7 例(1 例有动脉瘤形成者消退),有效 1 例(1 例有动脉瘤者较前明显退缩),总有效率为 100%,用药时间最短 1 个月,最长 3 个月,平均 2 个月。

八、嗜异症

嗜异症亦称异食癖,是指婴幼儿和儿童在摄食过程中逐渐产生的一种特殊的嗜好,对通常不应取食的异物,进行难以控制的咀嚼和吞食。一般认为是一种心理失常的强迫行为,往往与家庭环境不正常现象有关。亦有认为是微量元素缺乏,如缺锌、缺铁等引起。

中医文献多认为是由"疳积"或肠寄生虫所致。

医案精选

◎案

洪某,男,12 岁。患者自 5 岁起,偶因忘了剪指甲,怕老师检查,自食双手指甲,之后长出指甲,自觉胀痒不舒,常常食之,习以为常,至今已有 7 年病史,为了改正这一恶习,多方求医,疗效甚微,智力正常,但由于上课注意力不集中,成绩不够理想,伴纳馨善饥;喜食香辣,便秘,夜间磨牙,面有虫斑,舌红裂,苔根黄,脉滑实。治以清胃火,补肝肾。

处方:石膏 20g(先煎),知母 9g,生甘草 3g,粳米 15g,枸杞子 15g,生地黄 9g,沙参 15g,槟榔 9g,使君子 9g,雷丸 9g,炙干蟾 6g,蛇床子 9g,生大黄 6g。

治疗 1 个月后,新甲自出,兼证消除,学习成绩也得到进步。

按 肝主筋,甲为筋之余,"肝之合筋也,其荣爪也……多食辛,则筋急而爪枯……"(《素问·五脏生成》),胃火炽盛,土侮木,灼伤肝阴,治当清热养阴。运加味白虎汤配以杀虫药,起到清热养阴,杀虫止痒之功。

第十六节　眼科疾病

一、急性睫状体炎

虹膜睫状体炎又称前葡萄膜炎,包括虹膜炎、睫状体炎及虹膜睫状体炎。病因复杂,临床主要表现为眼红痛、视力下降、瞳孔改变缩小、房水混浊及角膜后沉着物,若治疗不及时可能会发生继发青光眼,并发白内障以及眼球萎缩等严重并发症而失明。

本病中医病名为"瞳神紧小",又名"瞳仁锁紧"。历代医家对本病的病因病机可概括为虚实两方面。实者,因外感热邪或肝郁化火,致肝胆蕴热,火邪攻目,黄仁受灼,瞳神展缩失灵则瞳神紧小,多采用祛风清热解毒凉血等法治之;虚者,为劳伤肝肾或病久伤阴,肝肾阴亏,虚火上炎,黄仁失养,且受火灼,拘急收引,则瞳神紧小,多治以滋阴降火,补益肝肾等。

医案精选

◎案

李某,女,32 岁。1995 年 9 月 18 日初诊。右眼红痛,羞明流泪,视力下降 3 天。伴有口苦咽干,大便干结,小便黄赤,舌红苔黄,脉弦数。既往右眼有虹膜睫状体炎病史。眼科检查:视力右眼 0.1,右眼混合充血(++)。角膜欠清,角膜后沉着物(KP)(++),房水混浊。瞳孔缩小,瞳孔区可见大量色素沉着,晶状体混浊,眼后段看不清。诊断为右眼急性虹膜睫状体炎(瞳神紧小症)。此因肝胆火炽,脾胃蕴热,上攻口窍所致。治以清肝泻火,通腑导热。投柴胡白虎汤,每日 1 剂。局部用 1% 阿托品滴眼液扩瞳,0.5% 醋酸可的松滴眼液及诺氟沙星滴眼液点眼,口服吲哚美辛 25mg,每日 3 次。治疗 10 天,患者右眼红痛消退,二便通利。右眼视力 0.5。中药续上方继服 10 剂,患者右眼诸症消失,右眼视力增进至 1.0。

按 急性虹膜睫状体炎主要的病变在虹膜和睫状体。虹膜、睫状体血管丰富，内应于肝脾。本病的发病多与肝脾有关。若肝经风热，邪热炽盛，或肝气郁结，郁而化火，上冲于目；或风湿痰热之邪内蕴脾胃，郁久化火，上犯清窍，都会酿成本病。所以清肝胆郁火，泻脾胃实热是治疗本病的关键。柴胡白虎汤是由小柴胡汤和白虎汤二方组合而成，方中柴胡、黄芩、半夏为小柴胡汤的主药，三药合用清肝胆郁热；知母、石膏为白虎汤的主药，二药配伍泻脾胃实火；大黄、黄连清热解毒，活血祛瘀；荆芥祛风止痛；茯苓渗湿消肿；天花粉、甘草解毒排脓。诸药合用具有清肝火，泻脾热，祛风湿，散瘀滞之功效。本方主症和兼症同治，重点治疗主症，故取得较好疗效。

二、流行性出血性结膜炎

流行性出血性结膜炎是一传染性很强、容易引起暴发性流行的急性结膜炎。为微小型核糖核酸病毒（RNA 病毒）中的肠道病毒 70 型（EV70）和柯萨奇病毒 A24 型引起。主要表现为轻度刺激症状，畏光、流泪和异物感。眼睑轻度肿胀，结膜明显充血，有淋巴样滤泡和乳头。球结膜初期有点状出血，很快融合为片状，因球结膜出血为本病的特点，故而命名为急性出血性结膜炎。

中医称本病为"天行赤眼"。《银海精微》在描述本病中说"天行赤眼者，谓天地流行毒气，能传染于人，一人害眼传于一家"，"天时流行，瘴毒之气相染"。故本病系感受疫病之气所致，可归属于温热病的范畴，其症以白睛暴发红赤为特点，甚至白睛充血，溢血成点成片状，痛痒涩并作，怕热羞明，眵多。治以疏风清热，解毒泻火为主。

医案精选

◎案

某，男，40 岁。2004 年 8 月初诊。双眼白睛红赤肿胀 1 周，曾在当地医院用抗生素静脉滴注，眼部滴抗生素滴眼液 1 周无明显疗效，白睛红赤加重，眵多稀薄，热泪频流，恶风头痛身热，尿黄便干，口渴，舌红苔薄黄。有一分恶风就有一分表证。患者虽用抗生素治疗，热毒未减，部分由卫入里，热烁白睛,无形热盛充内外,属卫气同病。治以辛凉解表清热解毒。方用银翘散合白虎汤加减。

处方:金银花 10g,连翘 10g,炒牛蒡子 10g,淡豆豉 10g,芦根 10g,生石膏 15g(先煎),知母 10g,薄荷 4g(后下)。共煎 4 包,1 日服完,忌风、忌空调、忌辛辣炙煎之品。滴熊胆眼药水每天 6 次。

二诊:白睛红赤大减,眵少,泪消,恶风已除,尿黄,大便已通。原方减去淡豆豉、薄荷,加牡丹皮 6g 每天 1 剂,继续滴熊胆眼药水。3 剂而愈。

◎案

某,女,36 岁。2003 年 7 月 17 初诊。双眼红赤肿胀 2 个月,曾在某医院用抗生素静脉滴注,眼部滴抗生素眼水 1 周无明显疗效,自认为火气太大,服了 10 多片西洋参,后白睛红赤加重,眵多,热泪频流,头痛身热,尿黄便干,口渴。患者虽用抗生素治疗,但热毒未解,又滥用西洋参,闭门留寇,以致火热雍盛由卫入气,炽盛白睛,下犯大肠与肠中积滞相结,热毒成实,形成阳明热结之证。治以清热解毒,攻下泻热。方用白虎汤合大承气汤加减。

处方:生石膏 15g(先煎),知母 10g,生大黄 8g,炒枳壳 3g,芒硝 5g(冲),生甘草 2g,金银花 10g,牡丹皮 10g,生麦芽 12g,薄荷 4g(后下)。2 剂,忌辛辣炙煎之品,因已滴 1 周眼药水无效,患者拒滴眼药水。

二诊:大便已通,双眼白睛红赤明显减轻,眵泪减少,头痛已消,原方去知母、芒硝,加芦根 12g,3 剂,告愈。

按 天行赤眼病位于白睛,白睛在脏属肺,为气之本。温邪致病,致腠理开泄,使邪气很快入里。卫分证轻微,患者往往不能及时救治,病程短暂,很快出现气分证。因此,临床上以卫气同病或气营同病者居多。天行赤眼并非眼科疑难之证,但如延误治疗或治疗不当,邪气涉及他脏可生变证,使病程迁延,甚至损害视力。直接危及社会公共卫生。用卫气营血辨证思想指导治疗天行赤眼,取得显著疗效,说明中医学的温病理论在具体运用时,只要牢固树立整体观念,辨证得法,又能因时、因地、因人制宜选方用药,同样可以灵活施用于外障眼病的治疗。

第十七节 耳鼻喉科疾病

一、急性扁桃体炎

急性扁桃体炎是腭扁桃体的一种非特异性急性炎症,常伴有一定程度的咽薄膜及咽淋巴组织的急性炎症。主要致病菌为乙型溶血性链球菌、葡萄球菌、肺炎双球菌。腺病毒也可引起本病。细菌和病毒混合感染也不少见。多发于青年或少儿,春、秋两季发病较多。以咽部疼痛较剧,吞咽困难,发热恶寒,扁桃体充血、肿大,或表面有黄白色的脓性分泌物为主要临床表现。

该病属于中医学"乳蛾""喉蛾""喉风"等范畴。若发病后扁桃体腐溃糜烂者,又谓"烂头乳蛾"。病因病机多认为感受风热,肺、胃二经有热而致。治疗宜清热解毒为主。

医案精选

◎案

范某,男,7岁。1997年5月9日初诊。主诉:发热咽痛2天,曾在某医院肌内注射青霉素1天等,体温反复。症见:T 41℃,伴干咳,面红神疲,纳呆,大便2天未解,查双侧扁桃体Ⅱ度红肿,左侧附有多处脓点,舌质红,苔黄腻,脉浮滑数。血常规:WBC 13.7×10⁹/L,G 76%,L 20%,M 3%,E 1%。证属乳蛾(西医诊为化脓性扁桃体炎)。予加减白虎汤加草决明1剂,并嘱白粥调养以扶正祛邪。上午约10点半服药,下午3点体温降为38.1℃。二煎再服,于夜里11点体温降为正常(36.7℃)。继服2剂,体温无反复,神爽纳增,大便已通畅,无咳,查双侧乳蛾红肿消失。复查血常规:WBC 7.1×10⁹/L,G 62%,L 36%,M 2%。

按 加减白虎汤具有良好的清热解毒、清利咽喉之功效。方中生石膏甘寒,清热生津;以白薇代知母既可清热又可凉血;大枣换粳米,既佐石膏之寒又可和胃;蝉蜕疏散风热而利咽;玄参解毒散结而利咽;清解肺胃之热;鸡蛋花清利大肠湿热,使热毒从下解,邪有出路则体温易退且不反复;甘草和药解毒利咽。诸药合用,共奏清热生津,疏散风热,解毒利咽之效。

二、急性鼻窦炎

急性鼻窦炎为鼻窦的急性化脓性炎症。上颌窦发病率最高,筛窦及额窦次之,蝶窦最少。以起病急,流黄浊涕,头痛,鼻塞,嗅觉减退为主要表现。

该病属中医学"鼻渊"范畴。因脓涕自上而下不断渗流,故又有"脑崩""脑渗""历脑""控脑砂"等称谓。急性者多为实证、热证,由外感风热,或脏腑积热,或湿热内蕴所致。

医案精选

◎案

王某,男,34 岁。1995 年 5 月 21 日初诊。主诉:反复前额、鼻根部暴痛 2 年余,加重 3 天。患者 2 年来反复出现前额、鼻根部暴痛,犹如刀劈,甚则昏死。常因感冒、劳累及情志等因素诱发。经神经内科检查及头颅 CT,血流变等检查未发现异常,服多种中西药物,包括抗生素在内均无明显效果,严重影响工作和生活。3 天前因感冒,自服康泰克、阿莫西林后,感冒症状消失,但头痛不止,经 X 线片提示左侧上颌窦炎、额窦炎。现有头痛欲裂,无流脓鼻涕、鼻塞等症状。舌质红,苔黄腻而黑,脉弦滑。诊断为感冒后副鼻窦炎。方用三子芩连白虎汤加减。

处方:白芷 18g,苍耳子、知母各 12g,黄芩、蔓荆子各 15g,生石膏 30g,黄连 10g,半夏 12g,藿香 20g。每日 1 剂。

3 剂后头痛明显减轻,连服 10 剂诸症消失,1 周后 X 线片提示额窦、筛窦炎症增高影消失。2 年后因胃病复诊,问及头痛已未再发作。

按 鼻窦炎属于中医"鼻渊"范畴,多见于感冒后或因感冒而加重,目前临床上中医多从胆热移脑或肺经郁热论治,临床疗效尚不确定。张之文教授独辟蹊径,根据副鼻窦炎患者有前额或眉棱骨疼痛,流脓涕、鼻塞,多伴见口渴、发热或不发热,或形寒等,从温病学角度认为,此为病邪从太阳化热入里,病在阳明之表所致。阳明之经脉循发际至额颅,故见前额或眉棱骨疼痛,病在阳明故口渴。因而,在治疗上应以清解阳明之热为大法,在处方上当师仲景葛根芩连汤之法。清末以陆九芝、恽铁樵等为代表的医家,持《伤寒论》理论研究温病,认为葛根芩连汤"为阳明主方,不专为下利设","凡由太、少阳陷入阳明为阳邪成实之证,不论有下利无下利,皆以此方为去实之用"。因此,凡温病发热有汗,初起微形寒,须臾即罢,骨楚头痛,或咳或否或自利等,均可以此方化裁。正是根据这些理论,将葛根芩连汤用于副鼻窦炎的治疗。但是因为葛根芩连汤药力单薄,故以苍耳子、白芷、蔓荆子等代替葛根以加强药力并使其更具有针对性。苍耳子通鼻窍,为治鼻渊要药;白芷为病在阳明之表而设,且能通窍排脓;蔓荆子善止头痛。病在阳明,复入石膏、知母以增强药力。值得一提的是,方中用黄芩、黄连颇有深意。陆九芝等医家长于苦寒,凡是热邪化火成毒,充斥肆逆,无论温热、湿热,均可苦寒直折。从当前的临床观点来看,苦寒药长于消炎杀菌,而西医学认为副鼻窦炎主要与细菌性炎症有关,因此选用芩、连以使清热之力胜于银翘等轻清气热之品。而现代药理研究也证实,后者对上呼吸道的病毒感染疗效较好,但对细菌感染疗效逊于黄芩、黄连等苦寒药。

◎案

陈某,男,12岁,学生。2006年4月3日初诊。主诉:头晕,前额痛伴鼻流浊涕30天。一个月前患感冒,经治疗缓解,唯前额痛、头晕、流浊涕症状不解,严重影响学习。症见:头痛如裹,以前额为甚,鼻塞不通,浊涕黄稠,面色黄暗,多汗,小便微黄,大便可,舌红、苔白腻,脉沉。X线片提示:鼻窦腔黏膜增厚,密度增高。西医诊断为急性筛窦炎。中医诊断为头痛、鼻渊。方用白虎汤合三仁汤加减。

处方:生石膏30g,知母10g,白豆蔻10g,杏仁10g,薏苡仁10g,通草10g,滑石10g(包),半夏10g,厚朴10g,白芷10g,炙甘草6g,粳米20g。6剂,水煎服。

6 剂后头晕头痛消失,浊涕减少。原方去半夏、厚朴,石膏减至15g,加白薇10g、细辛2g、苍耳子5g,又服 6 剂后,诸症皆除。3 个月后随访,未再复发。

按 急性鼻窦炎临床表现常以前额、眶上、目下疼痛,鼻塞流浊涕为主症,改中医辨证可以从鼻渊或头痛两方面论治。其头痛部位为阳明之分野,《灵枢·邪气脏腑病形》云:"若饮食汗出腠理开而中于邪,中于面则下阳明。"同时,手足阳明经交会于鼻旁,鼻渊从阳明而治也属正治。白虎汤其经典指征是身热,汗出,口渴,脉大。急性鼻窦炎多属热证,结合病位看,当属阳明热证,所以,无论在其发展变化过程中是否出现以上经典指征,均可放胆投用白虎汤。急性鼻窦炎的致病菌多见化脓性球菌,如肺炎链球菌、溶血性链球菌、葡萄球菌、卡他球菌,其次为杆菌,此外还有厌氧菌。该病初起常伴有畏寒、发热、食欲减少等全身症状,而白虎汤中,石膏主要成分解热作用微弱,但与其他药物合用则具有较强的清热作用,现代药理研究表明,石膏中的钙离子在维持巨噬细胞生理功能具有重要意义,主要能增强免疫力,减少血管的通透性,具有良好的抗炎抗过敏作用。故而用白虎汤治疗急性鼻窦炎疗效颇佳。

第十八节　口腔科疾病

一、口腔溃疡

口腔溃疡是一种常见的反复发作的口腔黏膜溃疡性损害,多发于唇、颊、前庭沟、舌尖、舌侧缘等处薄膜,伴有锐痛。口腔溃疡可发生于任何年龄组,但以青壮年多见。该病是一个自身免疫性疾病,其病因内分泌紊乱、胃肠功能障碍、病毒感染、局部刺激等因素有关。

中医称其为"口疮"。中医认为口腔与脏腑经络联系密切,口为脾窍,舌为心苗,肾经连咽系舌本,肝经下颊环唇连舌本,阳明经挟唇入上齿龈中,任、督脉每下行至唇,脏腑经络失调无不反映于上,外感内伤皆可致病。其病机可概括为火热为患,实火多胃火,虚火系脾肾虚火上炎。其病因既有外因,也有内因。内因责之于先天禀赋不足或久病体虚而易于罹患本病。外因责之于平素调护不当,饮食不节,恣食膏粱厚味,过食辛辣刺激之物,或情志过极,或劳倦过度,均可导致脏腑功能失调,湿热蕴结,火热熏灼口舌而致病。盖心开窍于舌,脾开窍于口;肾脉循喉咙连舌本;胃经循颊络齿龈,故无论外感、内伤,凡化热、化火者均可循经上炎,熏蒸口舌而发病。总之,本病病位在心脾胃肾,病性虽有虚实之分,但其病机总体来说皆为火热循经上炎,熏蒸口舌而发病。

医案精选

◎案

黄某,男,6岁。1994年5月15日初诊。舌痛3天,发热不退(体温38.5℃),舌边及颊黏膜处多个溃疡,口渴流涎,胃纳不振,大便秘实,脉洪数,舌红、苔薄黄。此乃外感热邪,热蕴脾胃,上熏于口舌所致。治以清胃泻火。方用白虎汤加导赤散加减。

处方:生石膏30g(先煎),知母9g,生甘草3g,陈粳米30g(包煎),川黄连2.4g,生地黄6g,木通3g,淡竹叶6g,金银花、连翘各9g,青黛6g(包煎)。3剂,水煎服。

二诊:热退,舌边及颊黏膜溃疡渐敛,渴减涎少,纳谷亦佳,大便通调,舌红、苔薄黄,两脉数,再以上法巩固。

处方:生石膏30g(先煎),知母9g,生甘草3g,川黄连2.4g,淡竹叶6g,野菊花6g,连翘9g,青黛4.5g(包煎),玄参9g。继服3剂。

按 由于小儿口腔黏膜嫩薄,不耐邪热熏灼,火热熏蒸易生此病,病有虚实之分。此案例为脾胃蕴热,热邪熏蒸于口舌所致,故以白虎汤加导赤散主治。药尽3剂,诸症即见减轻,体温正常,溃疡见敛,故守原法,续服3剂而收全功。

◎案

肖某,女,52岁。2005年11月5日初诊。主诉:口舌溃疡1年余。症见：舌尖部有 1 个直径约 8mm 的溃疡，疼痛剧烈，牙根及口唇、口腔内亦散在多个小溃疡，直径在 2～4mm，皆中央凹陷、色黄白，周围新膜色鲜红。晨起口干，口有异味，渴喜饮冷，长期便秘，午后手心热。舌鲜红，苔黄厚，脉沉细滑数，已绝经。

处方：生地黄 20g，玄参 20g，麦冬 15g，石膏 30g，知母 15g，黄连 10g，淡竹叶 10g，地骨皮 15g，藿香 15g，佩兰 15g，薏苡仁 30g，牡丹皮 15g，赤芍 15g，川木通 10g，露蜂房 10g，蔓荆子 20g。共 3 剂，2 天 1 剂，每天分 3 次服。

二诊：2005 年 11 月 12。症见：舌尖溃疡而有所减小，直径约 5mm，原有口腔溃疡消失，但下唇内有 1 个直径约 2mm 的新发溃疡点。疼痛有所减轻，晨起仍口干，但口腔异味减轻，舌鲜红苔薄黄，脉细滑数。

处方：女贞子 20g，生地黄 20g，玄参 20g，麦冬 15g，石膏 30g，知母 15g，黄连 10g，淡竹叶 10g，地骨皮 15g，藿香 15g，佩兰 15g，大青叶 15g，川木通 10g，露蜂房 10g，白花蛇舌草 30g，半枝莲 30g。共 3 剂，服法同前。

三诊：2005 年 11 月 19 日。症见：口腔溃疡消失，并无新发，舌尖溃疡消失仅为痕迹，舌根尚有 1 个直径约 1mm 的小溃疡，疼痛轻微，余症全消。舌红、苔黄，脉细弦。

处方：生地黄 30g，玄参 30g，麦冬 15g，石膏 30g，知母 15g，黄连 10g，淡竹叶 10g，地骨皮 15g，藿香 15g，佩兰 15g，赤芍 15g，牡丹皮 15g，川木通 10g，露蜂房 10g，白花蛇舌草 30g，半枝莲 30g。共 3 剂，服法同前。

半年后患者陪同朋友前来就诊时自诉，服完最后 3 剂后，溃疡及诸症全消，至今再无新发。

[按] 张新渝教授认为复发性口疮病性以阴虚火旺最多，病位多在心、脾（胃）。治疗以滋阴生津、泻心清胃为其基本治法，并在增液汤、导赤散和白虎汤的基础上化裁出治疗本病的有效方药组合。

二、唇炎

唇炎是以唇部红肿、痒痛，日久破裂流水或干燥脱屑为主要症状的唇部疾病。

中医称之为"唇风"。常因反复刺激、日晒、烟酒刺激、舔唇、咬唇等致局部抵抗力减低,复感风热外邪而呈急性发病,或脾虚血燥反复发作不愈。《医学心悟》曰:"干而焦者,为邪在肌肉,焦而红者吉,焦而黑者凶。唇口俱赤肿者,热甚也。"脾开窍于口,其华在唇,脾经积热,则可见口唇红肿热痛。

医案精选

◎案

朱某,男,12 岁。1990 年 2 月 3 日初诊。唇周红肿热痛 4 天,渴喜冷饮,汗出烦躁,大便干结,舌红起刺,脉数而有力。证属脾胃积热,热蒸。治以清脾泻热降火。

处方:生石膏 30g(先煎),知母 9g,陈粳米 30g(包煎),金银花、连翘各 9g,川黄连 3g,黄芩 4.5g,鲜芦根 30g,淡竹叶 6g,大黄 6g(后入)。4 剂,水煎服。

二诊:口唇红肿热痛已消,局部皮色正常,渴减便通,食欲稍振,舌红、苔薄黄,脉数。再以清火为主。

处方:生石膏 30g(先煎),知母 9g,生甘草 3g,黄芩 4.5g,麦冬 9g,连翘 9g,制大黄 9g,鲜芦根 30g,野菊花 6g。再服 3 剂。

按 本案例为脾胃郁热,上蒸于口唇所致,药用白虎汤加入川黄连、黄芩、金银花、连翘、大黄等清热泻火之。由于药证相符,故效如桴鼓。

三、牙槽脓肿

牙槽脓肿又称急性根尖周脓肿,是根尖周病的一种,多见于急性浆液性根尖周炎发展而来,也可由慢性根尖周炎转化而来。患牙出现自发性剧烈、持续的跳痛,伸长感明显,以致咬合首先接触患牙,并引起剧痛,患者因而不敢咀嚼,影响进食和睡眠,还可伴发热等症状。

本病属于中医的"牙痈""牙风""牙痈风"等范畴。《杂病源流犀烛》中指出"胃之本也"。齿为肾之余,齿属胃,于阳明经脉络于齿,才红肿,多属胃火上冲,胃火循经上熏,气血蕴滞,可使牙龈肿胀疼肿,甚至化脓、溃烂。

医案精选

◎案

顾某,男,3岁。1994年6月23日初诊。右颊肿,伴有发热(肛表体温38.8℃)。牙槽肿起而痛,纳呆嘈杂,大便间日,小便通赤,舌红薄腻,脉滑数。此属阳明蕴热,热毒熏蒸所致。治以清胃解热,凉血泻火。方用白虎汤加减。

处方:生石膏30g(先煎),知母9g,陈粳米3g(包煎),大黄9g(后入),生栀子9g,牡丹皮9g,赤芍6g,金银花9g,连翘9g,川黄连3g,蒲公英9g,紫花地丁12g。水煎服。

二诊:热退,颊红肿消退,牙槽不红,嘈杂已平,食欲渐增,大便畅通,舌红苔薄。再以前法加减。

处方:石膏30g(先煎),知母9g,黄芩4.5g,竹茹6g,川黄连2.4g,野菊花6g,牡丹皮6g,生甘草3g。继服3剂。

按 本案例因胃热上冲,气血蕴滞而成牙槽脓肿,故用白虎汤加清热凉血解毒诸药,使热散血凉肿消。服药2剂,即见热退肿消。

四、口腔不良反应

应用固定矫治器对青少年施行牙齿正畸后,常出现口腔不良反应,如口腔异味、黏膜灼痛、牙龈红肿和增生等。

中医认为该病是由于弓丝和托槽的刺激而形成的"外邪"侵犯机体,打破口腔内的阴阳平衡所致。这种"外邪"应是"火毒"。因为托槽与弓丝粘贴于牙面,食物残渣私滞,极易在牙、牙齿间形成微生物的繁殖,从而产生不良反应,即中医的"郁而化火"。"火毒"之邪,引动胃火,内外夹攻,灼腐肌膜,引起一系列病变。所以清热解毒、养阴生肌、宣散止痛当为治疗原则。

医案精选

◎案

某,女,12岁。2000年9月13日予口腔正畸,12月1日复诊时牙槽肿胀,增生明显,部分牙跟盖过牙面,每进食即牙龈出血。全口洁治后用白虎汤加味煎液漱,1 个月后再次复诊时牙龈形态、色泽、弹性均恢复,探之不渗血。

五、牙痛

牙痛大多由牙炎和牙周炎、龋齿(蛀牙)或折裂牙而导致牙髓(牙神经)感染所引起的。表现为:牙龈红肿、遇冷热刺激痛、面颊部肿胀等。

中医认为牙痛是由于外感风邪、胃火炽盛、肾虚火旺、虫蚀牙齿等原因所致。

医案精选

◎案

刘某,男,29 岁。1983 年 8 月 24 日初诊。主诉:牙痛月余,服消炎止痛药无效。症见:牙龈红肿疼痛,进热食则痛甚,口苦咽干,舌红苔黄,脉浮数。证属胃热盛。治以清热解毒,消肿止痛。方用白虎汤加减。

处方:石膏 20g,知母 10g,黄连 10g,细辛 3g,金银花 30g,连翘 15g,竹叶 10g,牛膝 10g。服 2 剂后牙痛减轻,守原方又进 2 剂痊愈。

按 阳明经入齿,故阳明热盛循经炎,而致牙痛,方中石膏清泻胃火,知母滋阴降火,黄连清心胃之实热,竹叶清心利尿,使热从小便排出,牛膝引火下行,细辛辛散止痛,与石膏合用一热一寒相辅相成,金银花、连翘清热解毒消肿散结,诸药合奏清热养阴,消肿止痛之良效。

◎案

陈某,男,18 岁。2000 年 8 月 10 日初诊。发热、牙龈肿痛 3 天,西药治疗未效。T 39.5℃,牙龈肿痛出血,大便干结,纳呆,面色红赤,舌红肿胀、苔黄,脉数。此乃外感热邪,里热炽盛,热蕴脾胃,熏舌所致。治以清胃泻火。方用白虎汤加减。

处方:生石膏 40g,知母 10g,淡竹叶 10g,金银花 20g,连翘 10g,芦根 20g,生地黄 20g,甘草 5g。

服 1 剂热退,2 剂大便通,舌肿、牙龈肿痛减其大半,续服 2 剂诸症消除。

按 本案例症色舌脉表现为里热炽盛,虽无大渴、大汗、脉洪大,但白虎汤用之收效甚捷。

六、流行性腮腺炎

流行性腮腺炎简称流腮,俗称痄腮。四季均有流行,以冬、春季常见。是儿童和青少年期常见的呼吸道传染病。它是由腮腺炎病毒引起的急性、全身性感染,以腮腺肿痛为主要特征,有时亦可累及其他唾液腺。常见的并发症为病毒脑炎、睾丸炎、胰腺炎及卵巢炎。腮腺炎病毒属副黏液病毒科。患者是传染源,通过直接接触、飞沫、唾液的吸入为主要传播途径。接触患者后2~3周发病。流行性腮腺炎前驱症状较轻,主要表现为一侧或两侧以耳垂为中心,向前、后、下肿大,肿大的腮腺常呈半球形边缘不清,表面发热,有触痛。7~10天消退。本病为自限性疾病,目前尚缺乏特效药物,抗生素治疗无效。一般预后良好。

流行性腮腺炎相当于中医的痄腮,在古代又有大头病、大头瘟、蛤蟆瘟、时行腮肿、时毒、大头天行等病名。早在汉代《华佗神方》中,痄腮被称为大头瘟、虾蟆瘟、雷头风、痄腮等,书中有华佗治大头瘟神方、华佗治虾蟆瘟神方、华佗治雷头风神方、华佗治痄腮神方等,至宋代医药文献中多沿用该书病名。元代起,对痄腮病名又有新的称谓,如王好古把痄腮称为"大头痛",朱丹溪称痄腮为"大头天行"。痄腮病因复杂繁多,涵盖内外因多个方面。现代中医学认为,痄腮主要是感受风热时毒(温毒)所致。痄腮的治疗应根据患者具体情况,辨证施治。因痄腮主要为疫毒所犯,故以清解疫毒为主;同时根据病邪侵犯部位,分经论治;不忘扶正祛邪,标本兼顾。

医案精选

◎案

范某,女,26岁。2009年6月3日初诊。发热、双侧腮腺肿痛4天。患者于4天前发热恶寒,头肿大且痛,头中隆隆鸣响,今日病势增剧,卧床不起而头面肿大更甚,疼痛拒按,面赤、恶热,口渴引饮,口臭异常。小便黄少,大便3天未行,舌质红,舌苔黄白而厚,脉象一息七至,右大于左,滑数有力,T39℃。西医诊断为流行性腮腺炎。中医诊断为大头瘟。证属阳明胃热炽盛,毒火上冲。方用白虎汤加减。

处方:生石膏90g,知母10g,茵陈30g,连翘18g,天花粉30g,薄荷10g,菊花10g,甘草6g,大青叶15g。每日1剂,水煎2次取汁300ml,分3次温服。

服2剂汗出,体温渐降至正常,并已坐起,头肿明显减轻,大便已行;服4剂药量减半,服6剂诸症悉除。此例大头瘟,渴喜凉饮,口臭异常,显系阳明胃热炽盛,毒火上冲。投白虎汤以辛凉透邪而获痊愈。

◎案

张某,男,11岁。2013年5月16日初诊。3天前发热,咽痛,第二天,热势更高,感头痛,并于右耳下感肿痛,咀嚼困难,经用克林霉素、炎琥宁等药治疗未缓解而到医院就诊。症见:壮热头痛,T 39.2℃,烦躁,口渴,喜冷饮,尿黄。右耳下部肿胀,疼痛,质地中等,中心无波动感,同侧腮腺管口红肿,舌红苔黄,脉数有力。血常规检查:WBC 11×10^9/L,L 46%;尿和血淀粉酶正常。诊断为右侧痄腮。证属肺胃热毒型。治以清热解毒,活血消肿。方用白虎清热活血汤加减。

处方:生石膏50g(先煎),粳米30g(先煎),葛根、柴胡、赤芍、丹参各15g,知母、黄芩、金银花、连翘、板蓝根、玄参、枳实、陈皮、甘草各10g。另备大黄粉、酸醋适量。每日1剂。

外用大黄粉醋调敷患部,方法同前。经治3天痊愈,2周后追访未复发。本病系外感风温火毒上攻,郁结少阳、阳明之络,致络脉失和,气血凝滞,郁结于耳下,发为本病。治以清热解毒,活血消肿。方中白虎汤为清热生津之圣方,黄芩、金银花、连翘、板蓝根清热解毒;玄参清热养阴、解毒散结;赤芍、丹参凉血、活血消肿;柴胡、葛根透表泻热;枳实、陈皮理气行滞;配用大黄粉醋调外敷,取大黄泻火凉血、活血消肿之功,酸醋软坚散结之效。如此内外合治,自可加速病愈。

第十九节　传染性疾病

一、流行性感冒

流行性感冒(简称流感)是流感病毒引起的急性呼吸道感染,也是一种传染性强、传播速度快的疾病。其主要通过空气中的飞沫、人与人之间的接触或与被污染物品的接触传播。典型的临床症状是:急起高热、全身疼痛、显著乏力和轻度呼吸道症状。一般秋冬季节是其高发期,所引起的并发症和死亡现象非常严重。

流行性感冒属于中医"感冒"范畴,相当于中医的"时行感冒",治疗参考风温、春温、暑温等。中医学认为本病病因为时邪疫毒侵袭人体所致。四时六气失常,非其时而有其气,夹时行疫毒伤人,则病情重而多变,往往相互传染,造成广泛的流行,且不限于季节性。

医案精选

◎案

杜某,女,12 岁,学生。2004 年 10 月 19 日初诊。患者发热 8 天,T 38.7~39.5℃。于其他医院诊治,诊断为病毒性感冒。每天静脉滴注抗生素、清开灵、利巴韦林等,效果不佳。于 10 月 19 日就诊,做 B 超、血常规、胸部 X 线片等多种检查均未见异常。症见:发热,口渴饮,烦躁不安,汗出,舌质红苔黄,脉滑数。诊断为无名热。辨为白虎汤证。方用白虎汤加减。

处方:生石膏25g,知母8g,生甘草5g,粳米20g。水煎服,每日 1 剂。

上方进服 2 剂后,口渴大减,体温开始下降,自觉症状减轻。继服上方加人参,4 剂后而愈。

◎案

小儿患者高热惊厥,体温常在 40℃左右,头痛身疼,口渴喜饮,烦躁汗出,脉象洪数,甚则鼻衄。方用白虎汤合银翘散加减。

处方:生石膏60g(先煎),金银花、知母各10g,连翘15g,竹叶、生甘草、羌活、荆芥各8g,薄荷3g(后下),粳米(先煎)、芦根、板蓝根、蒲公英各30g。水煎取汁适量服用,每天4次。

按 白虎汤方所治,为外感寒邪,入里化热,或温邪传入气分的实热证。气分实热,热邪炽盛,故身热不寒;内热迫津外出故大汗;热灼胃津故烦渴舌燥;邪盛于经,故脉洪大或滑数。所以症见大热、大汗、烦渴、脉洪大或滑数等;气分实热者,均可应用。本文两则医案,均系外邪入里化热,邪入阳明气分实证。故选用甘寒滋润,清热生津之白虎汤较为恰当。方中石膏辛甘大寒,清泻肺胃而除烦热;知母苦寒以清泻肺胃实热,质润以滋其燥;石膏配知母清热除烦之力尤甚;甘草、粳米益胃护津,使大寒之剂而无损伤肺胃之虞。诸药合用,共奏清热生津之功。里热既清,诸症遂解。

二、流行性脑炎

流行性脑脊髓膜炎,是由脑膜炎双球菌引起的化脓性脑膜炎。致病菌由鼻咽部侵入血循环,形成败血症,最后局限于脑膜及脊髓膜,形成化脓性脑脊髓膜病变。主要临床表现有发热,头痛、呕吐、皮肤瘀点及颈项强直等脑膜刺激征,脑脊液呈化脓性改变。

流行性乙型脑炎病毒简称乙脑病毒。流行性乙型脑炎的病原体,呈球状,核酸为单链RNA,外层具包膜,包膜表面有血凝素。低温条件下,能自下而上较长时间,在动物、鸡胚及组织培养细胞中均能增殖。幼猪是乙脑病毒的主要传染源和中间宿主,蚊子是乙脑病毒的传播媒介。当人受带病毒的蚊子叮咬后,乙脑病毒进入人体,在血管内皮细胞、淋巴结、肝、脾等吞噬细胞内增殖,并经血液循环到达脑部而引起炎症。

中医学中无流行性脑病一词,流行性脑脊髓膜炎曾在我国多地引起流行,故中医对本病的探讨较多,现代多认为本病属于中医学的"冬温""春温""风温""温疫""痉病""温病发痉""风温痉"范畴。疫痉属中医痉病范围,古代很少有此病流行的记录。流脑的传变符合温病卫气营血的传变规律,但本病的发病尤其是重型病例,起病急骤、传变迅速,其卫、气、营、血之间的传变界限有时难明辨,尤其是危重病症,卫气证候尚未显现,而营血证候已见。

医案精选

◎案

郝某,男,57岁。2009年8月4日初诊。频繁抽搐6个月。某医院诊断为病毒性脑炎,经多家医院治疗无效,病情进一步恶化。症见:T 37～38℃,神志清楚,重病容貌,喉鸣明显,呼吸急促,咳嗽,痰黏,痉挛性抽搐,发作时躯体后仰,呈角弓反张样,瞬间抽搐消失,每日频繁发作,夜间尤甚,不易入睡,常需三四个人照顾。小便短赤,大便时干,舌短,难伸出口外,牙关紧,舌质暗红而乏津,脉象弦数而大有力。西医诊断为病毒性脑炎。中医诊断为温病。证属气营两燔,肝风内动。治以清气凉营,镇肝熄风。方用白虎汤加减。

处方:石膏60g,大青叶15g,天麻10g,僵蚕10g,钩藤30g,鳖甲15g,煅龙骨30g,石决明15g,珍珠母30g,白茅根30g,丹参15g,射干12g,地龙15g,山药30g,天花粉30g,郁金12g,全蝎6g,蜈蚣8条。每日1剂,水煎,次取汁300ml,分3～5次频频喂下,服3剂。

并予安宫牛黄丸,每次1丸。

二诊:2009年8月8日。患者抽搐减轻,但仍抽搐频繁,喉中有痰,呼吸急促。上方石膏加量至90g,服15剂。

三诊:2009年8月23日。患者抽搐减半,痰量明显减少,体温恢复正常。后石膏逐渐加量达150g,并配合西洋参益气养阴,恢复正气,经过近5个月治疗,最后基本康复。此例瘟疫属里热炽盛,热极生风,气营两燔,治疗以白虎汤加减,清气凉营,镇肝熄风,方中重用石膏,直入胃经,使其敷布于十二经,退其淫热,则甚者先平,而诸经之火自无不安矣。

按 患者高热、呕吐、项强、烦渴、汗出、喘气粗、尿黄、舌边尖红、苔黄燥、脉数大等阳明气分证候。叶天士论暑温有"夏暑发自阳明",即是此意。由于暑性酷烈,极易伤津耗气,出现营血两伤险证,故治疗时急用辛凉清气、清泻里热,佐以清营凉血开窍之法,方用白虎汤、清营汤加减。

处方:生石膏60g,菊花、生甘草各8g,大青叶、粳米各30g,连翘、知母、荷叶、鲜竹叶、黄芩、贯众各10g。

若客邪逆传心包出现昏迷、抽搐,则加紫雪丹、至宝丹。

三、流行性出血热

流行性出血热又称肾综合征出血热,是危害人类健康的重要传染病,是由流行性出血热病毒(汉坦病毒)引起的,以鼠类为主要传染源的自然疫源性疾病。以发热、出血、充血、低血压休克及肾脏损害为主要临床表现。典型临床经过分为五期:发热期、低血压休克期、少尿期、多尿期及恢复期。

中医学中没有流行性出血热一词,属于中医学"温疫""疫疹""疫斑"范畴。由于本病具有发热、出血、肾脏损害三大特点,而且以肾脏损害为主要特点,故认为属于中医的肾性疫斑热。疾病的发生取决于致病的外在因素和人体的内在因素,即邪气和正气。流行性出血热的主要病机当为"疫毒内侵,血热挟瘀"。其性质属热者居多,然兼证中有挟湿或无挟湿之别,当在临证时细加审定。

医案精选

◎案

蒋某,男,26 岁,农民。自诉 2 天前出现恶寒,稍发热,全身酸痛,目赤,呕吐 2 次,未予治疗。症见:发热、口渴、心烦、全身酸痛、目赤不适、头痛、小便短,T 39℃,下颈部淋巴结如蚕豆大小,腓肠肌压痛明显,结膜充血,脉弦数,苔薄黄。化验:WBC 11.3×10^9/L。中医辨证为暑温,暑入气分。治以清热解毒,祛暑利湿。方用白虎汤加减。

处方:石膏 40g,知母 10g,天花粉 20g,黄芩 10g,金银花 10g,滑石 10g,鲜白茅根 30g,生甘草 5g,土茯苓 20g。每日 3 次服。

二诊:3 月 18 日。体温逐渐恢复正常,小便尚可,仍有全身酸痛,乏力,腓肠肌轻微压痛,结膜稍充血,原方加减,石膏减至 25g,加薏苡仁 30g、通草 10g,复进 3 剂。再诊,诸症消失。处 2 剂竹叶石膏汤加土茯苓 20g、金银花 10g,以巩固疗效。

四、钩端螺旋体病

钩端螺旋体病(简称钩体病)是由各种不同型别的致病性钩端螺旋体(简称钩体)所引起的一种急性全身性感染性疾病,属自然疫源性疾病,鼠类和猪是两大主要传染源。其流行几乎遍及全世界,在东南亚地区尤为严重。我国大多数省、市、自治区都有本病的存在和流行。临床特点为起病急骤,早期有高热,全身酸痛、软弱无力、结膜充血、腓肠肌压痛、表浅淋巴结肿大等钩体毒血症状。

中医学中无钩端螺旋体病这一命名,临床表现主要为高热、腓肠肌痛、黄疸、出血、急性肾炎现象、脑膜刺激征等。临床上一般常分为黄疸与无黄疸两种类型,发病季节多在6~11月,尤以8~9月为最多。黄疸型的钩端螺旋体病,中医名黄疸,又名急黄,瘟黄;民间叫稻瘟、打谷黄。

医案精选

◎案

魏某,男,22岁,于发病后20小时就诊诉起病时自觉全身不适,微恶寒,继之高热,头痛,口渴喜饮,伴四肢无力,双小腿酸胀,小便黄。查体温39℃,球结膜充血,颜面潮红,腓肠肌压痛明显,腹股沟可触及3枚蚕豆大淋巴结压痛明显,舌红,苔白中心微黄,脉洪大有力,诊断为钩端螺旋体病。中医辨证属暑温。治以清暑泻热,即予白虎汤基础方2剂,急煎频服1剂后体温开始下降,诸症缓解,2剂后体温降至正常,诸症明显改善,唯腓肠肌疼痛如前。续拟上方3剂,4天后痊愈。

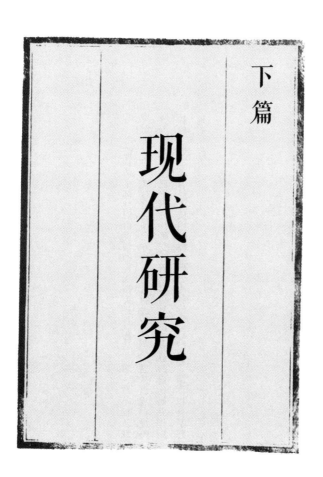

下篇

现代研究

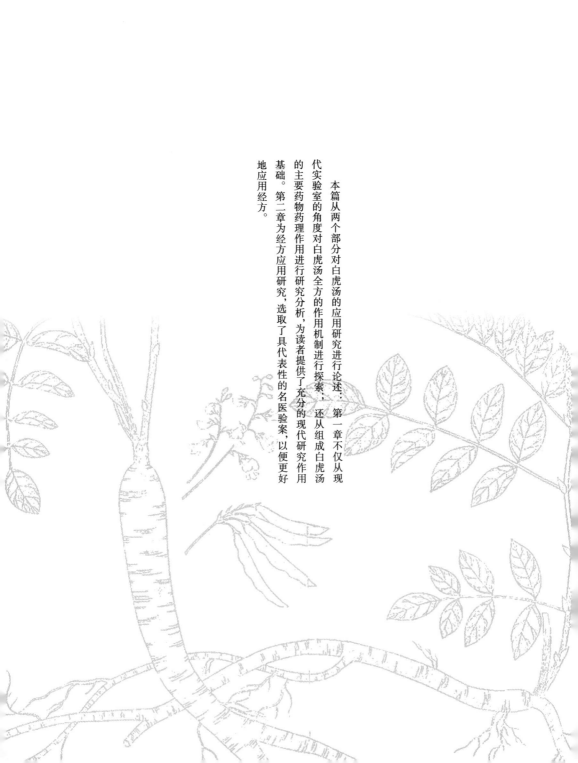

本篇从两个部分对白虎汤的应用研究进行论述：第一章不仅从现代实验室的角度对白虎汤全方的作用机制进行探索，还从组成白虎汤的主要药物药理作用进行研究分析，为读者提供了充分的现代研究作用基础。第二章为经方应用研究，选取了具代表性的名医验案，以便更好地应用经方。

第一章　现代实验室研究

第一节　白虎汤全方研究

1. 解热作用

白虎汤有明显的解热作用。陈扬荣等采用腹腔注入白虎汤药液 5ml/kg,观察其对内毒素所致发热家兔的解热作用,结果对照组、白虎汤组在用内毒素后体温皆有上升,对照组发热净增值最高,达 $1.372℃$,白虎汤组 $0.976℃$ 。5 小时体温效应指数也有显著性差异($P < 0.01$)。表明白虎汤组的体温与对照组相比有明显降低。

2. 抑菌作用

白虎汤对多种病菌有不同程度的抑制作用。周友红等用白虎汤去粳米加羚羊角粉制成白虎羚退热散,并通过平皿法和试管内药液稀释法观察其抑菌作用。表明白虎羚退热散对肺炎双球菌及金黄色葡萄球菌最敏感,对乙型链球菌敏感,对大肠杆菌不敏感。

3. 抗炎作用

白虎汤对实验动物的炎症反应有较好的抑制作用。实验表明,白虎汤具有较好的抗炎作用,能够拮抗自由基损伤及调节前列腺素代谢,降低 CPR 和 CP,保护肺组织免受损伤。

4. 增强免疫作用

吴贺算等将白虎汤采用水煮醇沉法制成注射剂,注射后观察其对小鼠免疫功能的影响。结果表明白虎汤能增强腹腔巨噬细胞吞噬功能,提高血清溶菌酶的含量,促进淋巴细胞转化,对再次免疫的抗体形成有促进作用,显著提高再次免疫抗体浓度,能显著减轻幼鼠脾脏的重量。胡星星等研究证实白虎汤对脓毒症(热毒内盛证)患者,具有免疫调理作用,但因病例数限制,尚不能观察其对病死率影响。其对于白虎汤免疫调理作用的分子生物学机制尚有待于进一步的研究。

5. 抗痛风作用

白虎汤对大鼠痛风模型具有较好的防治作用。金红兰等制备雄性大鼠痛风模型,观察白虎汤对其内踝关节炎症的防治作用。结果显示白虎汤组体征好转,关节及其周围组织的尿酸盐浓度降低,病理显示关节炎症得到明显改善。

6. 降血糖及降脂作用

赖洁梅、朱贱香等研究发现,白虎加人参汤可降低糖尿病大鼠 FPG、FINS、TC 和 TG 含量,显著升高 ISI,对 2 型糖尿病胰岛素抵抗模型大鼠胰岛功能有明显保护作用,其机制可能与调控骨骼肌 GLUT4、肝细胞膜 RNA 和蛋白表达水平、维持胰岛细胞的正常结构和功能密切相关。

7. 镇痛作用

白虎汤具有较好的镇痛作用。施旭光通过小鼠热板实验和醋酸扭体实验,观察白虎汤加桂枝对模型小鼠的镇痛作用,结果热板实验显示,在给药后 15、30、60、90min,实验组与生理盐水组比较差别均有高度显著性意义($P<0.01$);醋酸扭体实验显示,实验组的平均扭体次数(12.28 ±7.63)次和平均最早扭体时间(6.8 ±2.33)秒与生理盐水组(30.5 ±15.69)次和(5.04 ±1.91)比较差别均有非常显著性意义($P<0.01$)。

8. 抗肿瘤

骆红霞,李进等研究发现,白虎汤对原发性肝癌 TACE 术后较使用西药治疗疗效高,痊愈时间快,复发率低,安全性高,具有防复发作用,值得临床推广应用,这可能与之下调 MMP – 1、MMP – 3、MMP – 9 水平有关,但其具体机制仍需进一步深入研究。

9. 其他

丁选胜等研究认为,白虎汤加人参水煎剂及其活性部位能上调链脲佐菌素(STZ)诱导的糖尿病大鼠心肌中葡萄糖转运蛋白4的基因表达,防止糖尿病心肌病变的发生。

第二节　主要组成药物的药理研究

一、石膏

1. 解热作用

现代药理研究,生石膏可抑制发热时过度兴奋的体温中枢,有强而快的退热作用。亦可抑制汗腺分泌,故在退热时并无出汗现象。石膏对人工条件下发热的动物有一定程度的解热作用。运用生石膏煎液对发热动物直肠给药,剂量为1:1时,研究对牛或者由伤寒菌苗所引起的兔热的影响,结果证实生石膏煎液有一定的退热作用。此外还有实验运用生石膏或者熟石膏的浸液对人工发热家兔灌胃,剂量为10g/kg,结果显示对其也有比较轻微的降温作用,然而对正常体温家兔没有影响。石膏在水中溶解度仅0.22,有资料表明,每100ml水中的石膏量大于5g,其煎出物不再随石膏量的增加而增加,临床上大剂量石膏用于实热证,似与钙浓度的变化关系不大,因此石膏退热的有效成分可能不是硫酸钙。如果把清热功效归于钙离子的作用,那么煅石膏或其他钙清热作用为什么不明显。综上所述,两个结晶水的存在是生石膏药性大寒的重要因素,其最终因素在于各质点组成的电子云密度分布的有序性,清热作用则与结晶水的存在、钙离子和其他一些微量元素或杂质有关。

2. 石膏对心血管系统的作用

在家兔耳郭、后肢及其肠系膜血管灌流标本的实验中,运用石膏上清液达 0.2ml 时灌流量增大、具有扩张血管的作用。石膏还具有缩短血凝时间的功效。除此之外,含有石膏的一些方剂当小剂量使用时,会引起大鼠和猫的血压出现轻微上升的症状,大剂量使用时其血压出现下降的症状。

3. 石膏对肌肉及外周神经兴奋性的影响

蟾蜍坐骨神经及腓肠肌用 4% 或 40% 的石膏上面较清澈的液体进行处理,由其实验结果可知,用电压 10.1V、频率 0.2c/s,且延后间隔 0.05ms,其时间持续 1.0ms 对神经或者肌肉进行单次电刺激,其振幅增大。对其连续刺激,会出现肌运动持续时间比对照组长的现象,由此表明石膏具有提高肌肉及其外周神经兴奋性的作用。也有报道显示,服用石膏后,可以增加钙离子血药的浓度,减弱骨骼肌的兴奋性,且能抑制神经应激能力。

4. 石膏对平滑肌作用的影响

运用较小剂量的石膏上清液对家兔的离体小肠及其子宫进行处理,出现振幅增大的现象,大剂量时其紧张性出现降低的现象,且其振幅随之减小。此外,石膏也能使大鼠尿的排出量出现增加的现象,其小肠的推进功能也减慢,大鼠及猫的胆汁排泄增加。加石膏的汤剂如麻杏石甘汤对豚鼠的支气管肌和肠管呈现出抗组织胺的作用,对支气管肌来说,其具有抗乙酰胆碱的作用。

5. 石膏对机体免疫力的影响

体外培养试验中,石膏 Hanks 液,剂量比例为 1:1 时,具有比较明显的增强兔肺泡的巨大的吞噬细胞对葡萄球菌(白色死菌)和胶体菌的吞噬能力的作用,同时也能使吞噬细胞成熟。因为 Ca^{2+} 能提高肺泡巨噬细胞的捕捉率,具有加强其吞噬活性的功能,对尘粒的进一步的清除具有加速的作用,Ca^{2+} 在维持巨噬细胞生理功能方面同时也有非常重要的意义,所以可以说在石膏的上述各种作用中,Ca^{2+} 起主要的作用的概率非常大。有人研究认为石膏主含硫酸钙及铁、锌、锰、铜等微量元素,对机体免疫功能有特效。石膏不仅以清热见长,而且对调节由于病变所致的微量元素代谢失常和增强机体杀菌免疫也确有其效。由此看来,石膏的免疫作用很可能是多种元素间的协同抗病作用,其免疫成分可能包括铁、铜、钛等元素。

6. 石膏中微量元素抗病毒作用的研究

在抗病毒方面,天然石膏中的微量元素在体内 ATP 存在下,经 APG 和酶的作用,产生与硫同位素的分馏,使的血浓度升高,使石膏显示抗病作用,因此石膏的抗病毒作用可能与 δ34S 有关。此外,石膏临床多入复方,有人认为石膏复方中的金属离子与其共存的有机成分结合,而成为抗病毒的有效成分,即在抗病原微生物的基础上,金属离子借有机部分的脂溶性进入细胞,与核酸作用,使机体免除病毒的侵害。可见石膏的抗病毒作用可能是其所含微量元素或所含微量元素与有机成分结合后所起的作用。

二、知母

1. 降血糖、降血脂、抗动脉粥样硬化

付宝才等探讨知母总皂苷(TS)的调脂作用机制,表明知母皂苷具有增强高脂血症大鼠肝脏 LDL 受体活性的作用,从而增强了肝脏对血脂的代谢,起到调控血脂水平的作用。付宝才等对高脂饲料造模的 SD 大鼠的实验表明,知母皂苷灌胃 30 天后,高脂血症大鼠肝脏 LDLR 的活性能够显著增强,血中低密度脂蛋白(low density protein,LDL)也被快速清除。此研究同时证明了,大鼠肝细胞膜上 LDLR 活性会随着高脂饮食而减弱,随着知母皂苷摄入而增强其原理是通过知母总皂苷增强 LDLR 的活性,从而结合更多脂类用于细胞增殖和合成固醇类激素及胆汁酸盐,减少血浆中的脂类成分,最终起到减轻高脂血症所引起的心脑血管损害的作用。

2. 抑制血小板血栓的形成

吴莹等采用 STZ 诱导 2 型糖尿病大鼠模型对中药知母此作用机制进行研究,并比较了生知母和盐制知母的抑制效果,发现生知母及盐制知母均能抑制 α - 葡萄糖苷酶的活性,且盐知母的作用效果优于生知母。另外,芮雯等发现知母治疗糖尿病的有效成分主要为皂苷类及双苯吡酮类。

3. 对血管内皮的保护作用

蛋白质在发生非酶糖基化反应时可生成可逆的 Skiff 碱,再经过重排和

降解反应最终生成棕褐色具有荧光性的糖基化终末产物(Ages)。Ages 在组织中形成和沉积后,引起组织的老化和功能衰退。LDL 的糖基化修饰与高脂血症、糖尿病心血管并发症密切相关。动物体内实验表明,知母多酚可显著降低血糖水平,保护血管内皮,改善心血管并发症。严犇等通过观察知母多酚对大鼠离体胸主动脉舒张功能的影响和对体外糖基化修饰蛋白生成的抑制作用时发现,知母多酚可以一定程度地预防棕榈酸对血管内皮的破坏作用,抑制体外糖基化蛋白的生成,从而起到对血管内皮的保护作用。

4. 改善老年性痴呆症状

陈勤等研究表明,知母皂苷元(ZMS)能明显改善拟痴呆大鼠模型动物的学习记忆功能,并提高模型动物脑内胆碱乙酰转移酶(CHAT)活性和 M 受体密度,其机制可能是 ZMS 对脑内 β-淀粉样蛋白(β-AP)的沉积有一定的清除作用,并对阿尔茨海默病(AD)低下的胆碱能系统功能有一定的改善和治疗作用。包·照日格图等研究了知母皂苷元(ZMS)、ZMS 的 C-25 甲基立体异构体(XMS)和薯蓣皂苷元(DIO)3 种皂苷元对大鼠心肌细胞自然减少的 M 胆碱受体的调节作用,ZMS 和 XMS 对 M 受体有明显的上调作用,并呈现浓度依赖性,而 DIO 为呈现 M 受体上调作用。

5. 抗抑郁作用

任利翔等以小鼠强迫游泳实验及悬尾实验为动物模型,以皮质酮诱导 PC12 细胞损伤为细胞模型,采用细胞形态学方法、四唑盐比色法、乳酸脱氢酶(LDH)释放法观察知母总皂苷对 PC12 细胞损伤的保护作用,探讨知母抗实验性抑郁作用。结果发现知母总皂苷能显著缩短小鼠不动时间,提示其能明显改善皮质酮诱导的 PC12 细胞形态的改变,显著提高细胞存活率,并减少 LDH 的外漏,从而得出知母总皂苷具有一定的抗抑郁作用。其机制可能与其对抗皮质酮诱导的细胞损伤作用有关。路明珠等发现,知母皂苷 BⅡ 具有抗抑郁活性,其作用原理可能与增强脑内 5-HT、多巴胺神经系统作用以及抑制单胺氧化酶(MAO)有关。另有研究表明,百合知母汤也有一定的抗抑郁作用。

6. 对脑缺血再灌注损伤的保护作用

(1)对神经细胞的保护

脑缺血再灌注可导致神经细胞的死亡。吴非等用急性局灶脑缺血大鼠为模型进行知母总皂苷灌胃实验,验证知母总皂苷对于脑缺血再灌注损伤的神经保护作用。观察发现模型组大鼠脑组织内皮素含量显著高于对照组大鼠,证实了知母总皂苷确实能够对脑缺血再灌注损伤的神经起保护作用,其作用机制可能与减少内皮素的释放和增强内皮型一氧化氮合酶表达有关。

（2）对脑内自由基的控制

任利翔等以慢性温和应激小鼠为模型,通过避光观察小鼠记忆学习,测定了小鼠血浆中促肾上腺皮质激素和皮质醇含量及海马脑源性神经生长因子（BDNF）含量,结果发现,知母总皂苷能够改善小鼠的学习记忆能力,其机制可能与抑制下丘脑－垂体－肾上腺轴功能亢进以及提高模型动物海马BDNF含量有关。

（3）降低脑水肿的程度

脑水肿是指脑内水分增加而导致脑容积增大的病理现象,是脑组织对各种致病因素的反应。脑水肿可导致颅内高压,临床上常伴随神经系统疾病并发症,如颅脑外伤、颅内感染等。缺血引起的脑水肿是属于血管源性水肿和细胞性水肿。有研究表明知母总皂苷能够减轻缺血后血管源性脑水肿,并对神经起到有效的保护作用,其机制可能是通过干预血管紧张肽原基因的表达和抑制内皮细胞内皮素转化酶的基因表达实现的。

7. 抗肿瘤

研究表明,知母皂苷能抑制新生大鼠甲胎蛋白（AFP）的基因表达,使人肝癌细胞移植的裸鼠生存期延长。

8. 抗氧化作用

骆健俊等利用金纳米棒荧光探针检测过氧化氢中芒果苷、白藜芦醇及瑞香素清除活性氧的能力,发现芒果苷的能力最强。提示知母中的芒果苷抗氧化能力较强。

9. 抗骨质疏松作用

杨茗等用维A酸致骨质疏松症小鼠为模型,探索知母皂苷元对小鼠骨质疏松症的防治作用,发现其可以抑制骨矿物质和骨胶原的减少,从而预防和改善骨质疏松症。在后期的研究中发现,虽然知母皂苷元对分化成熟的破骨细胞无明显影响,但可抑制破骨细胞前体细胞向破骨细胞分化,从而减少破骨细胞的产生。另有研究称知母皂苷可以改善女性绝经后的骨质疏松症,其原因可能与调节人体雌激素水平有关。

10. 对肌肉组织的作用

纤维肌痛综合征是一种非关节性的软组织疼痛性疾病,有报道称,知母联合桂枝芍药可治疗肌纤维疼痛综合征,其作用机制未有明确报道。

11. 对关节的作用

近几年,很多学者都对桂枝芍药知母汤治疗类风湿性关节炎做过研究,有研究称桂芍知母方及活血、藤类加味能够缓解由类风湿性关节炎引起的关节及软组织的肿胀和炎症,且其效果优于布洛芬胶囊,其作用机制可能与桂芍知母方及活血、藤类加味能够调节人体炎性因子的平衡密切相关。

12. 抗炎作用

代渊等研究表明,知母中的知母宁可以抵抗摄入多柔比星之后引起的炎症,保护心肌细胞所受损伤。此外,知母总多糖的抗炎作用,可以显著改善二甲苯致小鼠耳郭肿胀、醋酸致小鼠腹腔毛细血管通透性增高等炎症反应。

13. 抗菌作用

知母煎剂对葡萄球菌、伤寒杆菌、痢疾杆菌、副伤寒杆菌、枯草杆菌、霍乱弧菌有较强的抑制作用。在沙氏培养基上,对某些常见的致病性皮肤癣也有抑制作用,醇浸膏及在此浸膏中经丙酮处理的结晶对普、拜二氏培养基上的 H37RV 人型结核杆菌亚种有较强的抑制作用。

14. Na,K - ATP 酶抑制剂

陈锐群等将提得的知母皂苷及水解产物苷元,进行正常及甲亢小鼠肝脏切片耗氧率(QO2 值)的影响实验和部分提取肾(兔)Na,K - ATP 酶抑制作用的观察,并与该酶专一抑制剂乌木苷进行对照。结果表明,知母皂苷及

皂苷元对正常鼠肝 QO2 值有降低趋势,但无统计意义。对注射甲状腺素诱导产生 Na,K－ATP 酶从而引起 QO2 值增高的小鼠肝脏,知母皂苷及苷元也有降低作用,这证明知母有降低内热的功能。

15. 对心肌缺血/再灌注(I/R)损伤的保护作用

知母皂苷 D 能降低家兔心脏 I/R 引起的心电图改变,抑制 I/R 过程中血清 CK 及 MDA 含量的增高,减少心肌梗死范围。其保护心肌 I/R 损伤作用的机制可能与其抗 PAF、抗血小板聚集和清除自由基等有关。

16. 对交感神经－受体－CAMP 系统的影响

知母能减少动物病理模型中过多的受体,降低 CAMP 系统对受体激动剂的反应性。赵树进等通过氢化可的松和甲状腺素分别使兔外周淋巴细胞和大鼠脑组织受体数目升高;知母皂苷(TIM)及其苷元(SAR)可使上述动物病理性升高的受体密度趋于正常。

17. CAMP 磷酸酯酶抑制剂

从知母中分离出的木脂类化合物被证明是较强的 CAMP 磷酸酯酶抑制剂,特别是其中在剂量 100mg/kg 时能延长环戊巴比妥引起的睡眠时间,这为知母被用作镇静剂提供了一定的依据。

18. 醛糖还原酶抑制剂

赵惠仁等人研究了知母等 40 种中药水提液对 AR 的抑制作用,发现知母对 AR 的抑制作用最强,其 IC50 为 19mg/L。

19. 减轻糖皮质激素副作用

在临床长期大量服用糖皮质激素的同时,服用从知母中提取的知母皂苷口服液。发现因服用糖皮质激素所致外周血淋巴细胞上升的受体明显下降,而血浆皮质醇浓度、细胞糖皮质激素受体及其亲和力并未受到影响。

20. 杀软体动物

知母的甲醇提取物在 800mg/L 浓度下,24 小时内杀死钉螺,其中知母皂苷 A_3 活性最强。知母皂苷 A_3 有均裂作用。

21. 阻碍蛋白质的合成

知母皂苷减少胎甲球蛋白(AFP)的合成,新生鼠注射知母皂苷后,血浆中 AFP 减少 60%，这主要是注射后肝中 AFP RNA 量减少 50% 所致，H3 标记地塞米松竞争实验结果表明，知母皂苷通过对糖皮质激素受体的调解作用从而影响 AFP 基因表达。

22. 其他作用

唐凯峰利用哮喘模型小鼠，通过观察知母皂苷对抑制 Th1 和 Th2 细胞因子分泌的影响的实验，证明其对肥大细胞脱颗粒的抑制作用，从而得出知母对过敏性哮喘的防治作用。

三、甘草

1. 对消化系统的作用

甘草对消化系统的作用研究国内外均有大量报道，主要表现在：①预防和治疗各种肝脏疾病。②抗溃疡，解痉作用。甘草抗溃疡的主要成分是甘草次酸和总黄酮，其药理机制类似于硫酸铝，主要是通过吸附胃蛋白酶和刺激内源性 PG 的分泌，显著降低胃蛋白酶活性，同时促进胃黏液的分泌，保护溃疡黏膜。③甘草酸对肾脏疾病有一定的药理作用。

2. 免疫调节作用

大量临床研究表明甘草中的甘草酸、甘草次酸等具有盐皮质激素样作用，对内分泌有一定的调节能力。有糖皮质激素样作用，肖明珠等的研究显示小剂量的甘草酸或甘草次酸能使大鼠胸腺萎缩及肾上腺重量增加，尿内游离型 170 羟皮质类固醇增加，血中嗜酸性粒细胞和淋巴细胞减少；大剂量时这种糖皮质激素样作用不明显，只呈现盐皮质激素样作用（即维持体内正常的水盐代谢）。

3. 解毒作用

甘草对药物中毒、食物中毒、细菌毒素、农药中毒和体内代谢产物中毒等均有很好的疗效，甘草的解毒作用机制简单明确，近年一些临床报道显示甘草锌制剂对胃肠道刺激明显小于其他锌制剂，这可能是是因为人体对它的吸收与释放有较好的选择性，从而相对保持了内环境的动态平衡。

4. 抗病毒作用

对水痘－带状疱疹病毒（VZV）的作用。我国学者研究表明，甘草酸对水痘－带状疱疹病毒的增殖有抑制作用；张剑锋等的研究显示甘草酸对疱疹病毒群的 VZV 感染的人胎儿成纤维细胞病灶数有明显的抑制作用，半数增殖抑制浓度 0.55mg/ml 体外试验表明，当甘草酸溶液浓度为 2mg/ml 时，甘草酸可使 99% 以上的 VZV 失活。

5. 肾上腺皮质激素样作用

（1）盐皮质激素样作用

甘草粉、甘草浸膏、甘草酸、甘草次酸均有去氧皮质酮样作用，能使健康人及多种动物的尿量和钠排出减少，钾排出增加。长期应用可出现水肿及高血压等症状。

（2）糖皮质激素样作用

小剂量甘草酸或甘草次酸能使大鼠胸腺萎缩及肾上腺重量增加，尿内游离型 17 羟皮质类固醇增加，血中嗜酸性粒细胞和淋巴细胞减少；大剂量时糖皮质激素样作用不明显，只呈现盐皮质激素样作用。

6. 抗炎、抗变态反应

甘草具有糖皮质激素样抗炎作用，抗炎的主要有效成分是甘草酸和甘草次酸。对大鼠棉球性肉芽肿、甲醛性足肿胀、角叉菜胶性关节炎等均有一定的抑制作用。甘草酸能明显抑制小鼠被动皮肤过敏反应，拮抗组胺、乙酰胆碱和慢反应物质对兔离体回肠和豚鼠离体气管平滑肌的收缩。

7. 镇咳祛痰作用

甘草制剂口服后能覆盖在发炎的咽部黏膜上缓和炎性刺激而镇咳。甘草次酸胆碱盐对豚鼠吸入氨水和电刺激猫喉上神经引起的咳嗽都有明显的抑制作用，强度与可待因近似。故认为其镇咳作用为中枢性的。甘草还能促进咽部和支气管黏膜分泌，使痰易于咳出，呈现祛痰镇咳作用。

8. 抗肿瘤作用

药理学研究证明，甘草中异黄酮类物质具有植物雌激素活性，可以抑制乳腺癌细胞、前列腺癌细胞的增殖。甘草酸能抑制皮下注射移植的吉田肉瘤,并能预防多氯化联苯或甲基偶氮苯所致小鼠肝癌。研究发现,甘草的有效成分所诱导的干扰素和 NK 细胞活性的增强,从某种意义上也有一定的抗肿瘤作用。

9. 保肝作用

甘草及甘草酸对四氯化碳及化学致癌剂甲基偶氮苯所致的肝损伤和肝癌有明显的保护作用。

10. 抗氧抑菌作用

甘草中的黄酮类化合物抗菌成分较多,作用较强,其对革兰阳性菌中的金黄色葡萄球菌和枯草杆菌的抑制作用相当于链霉素。对白色链球菌、包皮垢分枝杆菌、酵母菌、军团病杆菌、真菌等也有抑制作用。同时,黄酮单体化合物还具有抗氧性。吴仲礼等研究表明,异甘草素为既有抗氧活性又有抗黑曲霉活性的有效成分。

11. 应用于艾滋病(AIDS)

AIDS 是人体感染 HIV 后导致的一种人类免疫缺陷性疾病。罗士德教授先后筛选了 1 000 多种中草药,150 余种具有抗 HIV 活性,其中就发现甘草根、茎中的甘草酸(GL)具有诱导干扰素,能增强 NK 细胞的功能,对 HIV 有抑制作用,可抑制病毒的抗原表达,抑制巨噬细胞的形成,抑制 HIV 的复制。

12. 抗心律失常作用

炙甘草对多种原因引起的心律失常均有良好的治疗作用。甘草总黄酮等是甘草抗心律失常的主要物质基础,能够拮抗乌头碱、毒毛花苷等药物引起的心律失常,保护心肌收缩,具有明显的抗心肌缺血活性。炙甘草对缺血再灌注低钾、低镁等引起的心律失常均有良好的治疗作用,能缩短氯化钡诱发大鼠心律失常的时间,显著减慢心率,并随药量增加作用增强,这可能与甘草蜜炙后,黄酮的质量分数略有增加有关。

13. 其他药理作用

提高内耳听觉功能、抗抑郁作用、对骨质疏松的预防和治疗等。

第二章 现代应用研究

白虎汤作为伤寒阳明病的主方,其组方简约,配伍严谨,用药精当,历来被视为传世名方之中的经典之剂,无论是在外感热病及诸多内伤杂病之中,均被后世医家广泛应用。特别是当今许多名老中医,他们在自己长期临床实践之中,深入领会其组方要义,结合现代疾病的特点,通过对其进行灵活加减,将白虎汤更加广泛地应用于内科、外科、妇科、儿科等多种疾病,并取得了较好的疗效。虽然有的病例属于个案报道,但仍可反映出诸位名宿的辨证诊疗思路。本文就列举古今名医运用白虎汤的经验,以飨读者。

一、王孟英对白虎汤的运用

清代温病学家王孟英所著《王氏医案》一书,是其学术思想和临床经验总结。该书对病例做了精辟分析,并总结了关于温病发生、发展、转归的规律,以及治温病善用寒凉。以清热、护阴,尤为擅长。其遣方用药,别具一格。临证时,每用古方而有新意,尤为后世称赞。

1. 治阳明时疟

王孟英针对很多医家治疟以小柴胡汤之类的大弊,提出治疟当辨"正疟"与"时疟"。正疟是感受风寒轻者入于少阳而成,脉必弦,治以小柴胡为主。时疟则是感受风温、湿温、暑热之邪轻者内伏膜原或少阳三焦,影响气机出入升降,导致枢机不利,营卫运行乖戾,出现往来寒热之证。治疟首辨何气所伤,凡时气所伤,表现热多寒少、汗出、口渴、脉洪大滑数者,常用白虎汤加减投之。如《王氏医案·卷一》赵子升夏病疟,孟英诊之,曰:"暑热为患耳,不可胶守于小柴胡汤也。"与白虎汤,一啜而瘳。王孟英对兼湿热者加苍术以燥湿;暑热伤阴者加西洋参益气养阴;温热疟用白虎加桂枝汤清热兼祛风。另一方面,王孟英必查疟伏部位,六经中所涉何经,而治有别。如暑疟、瘅疟等多入阳明,表现阳明经热盛者,则以白虎汤清解阳明邪热。如少阳、阳明二经之疟并见者,则合治之,用白虎汤和小柴胡汤加减治之。

2. 治神昏谵语

王孟英对神昏谵语之治,并非一概投以清心开窍法,而是首辨其病位在气在营。病在气分者,其邪热扰心可见神昏谵语,此时邪尚有外达之机,故不贸然投清营滋腻之剂,正如王孟英所说:"病不传营,血药当禁。"立方主以白虎汤。如《王氏医案续篇·卷六》陈蕴泉患神昏谵语,寅夜诊于孟英,脉甚滑数,苔色腻黄。王孟英认为患者平素多痰,兼吸暑热热盛扰心,用清热药治之,连投白虎汤加减而愈。对昏谵病例属于气营(血)两燔,所表现的症状为壮热、谵妄、目赤,舌绛、苔燥、脉洪滑弦数,大渴、汗出等,其治疗多投用白虎汤合犀角地黄汤灵活加减。

3. 治热盛痉厥

王孟英对温病痉厥之治,注重区别实风、虚风。实风主用清法,但又需根据患者邪在气、营(血)分之不同而分别论治。热在气分,热盛动风而见痉厥,多用白虎汤清解气分邪热,热清则痉解,不必见痉止痉。如《王氏医案续篇·卷五》江梦花如君患两目肿痛,不能略张,医投风药,昏痉如厥。孟英诊之,脉至洪滑,大渴便秘,与白虎汤,二剂霍然。

4. 治胃热吐血

胃为阳土,喜凉润而恶温燥,如果久服辛辣热药,常可使胃中积热,热伤胃络常可引起出血。王孟英治疗此症,决不见血止血,滥用止血之品,而是针对病因病机,随证立方。王孟英根据柯韵伯所言:"火炎土燥,终非苦寒之味所能治。《经》曰甘先入脾,又曰以甘泻之,以是知甘寒之品,乃泻胃火生津液之上剂也。"临床常用白虎汤清泻胃火而治吐血。如《王氏医案·卷二》郑某吐血盈碗,孟英脉之,右关洪滑,自汗口渴,稍一动摇,血即上溢,与白虎汤加西洋参、大黄炭,一剂霍然。

5. 治瘄疹热毒炽盛

瘄疹为阳邪,乃邪热郁肺,内窜营分,从肌肉血络而出所致。初起宜辛凉发散,不宜骤用寒凉,以免冰伏热邪不能发出,继宜大清肺胃之药以解邪毒,禁用温散之法。误用温散,常致热毒炽盛,甚至逆传心包。王孟英临证见壮热面赤、口渴、便秘等肺胃热毒炽盛者常用白虎汤加减治之,燥热伤阴甚者加西洋参甘寒养阴。如《王氏医案续篇·卷三》刘某子,瘄点不绽,医误用桎柳等药,壮热无汗、面赤、二便不行,王孟英以白虎加西洋参、竹叶而愈。

二、曹颖甫应用白虎汤治疗疑难杂症

1. 发热

◎案

住三角街梅寄里屠人吴某之室,病起四五日,脉大,身热,大汗,不谵语,不头痛,唯口中大渴。时方初夏,思食西瓜,家人不敢以应,乃延予诊。予曰:此白虎汤证也。随书方如下:生石膏一两,肥知母八钱,生甘草三钱,洋参一钱,粳米一小杯。服后,渴稍解,知药不误,明日再服原方。至第三日,仍如是,唯较初诊时略安,本拟用犀角地黄汤,以其家寒,仍以白虎原剂,增生石膏至二两,加赤芍一两、牡丹皮一两、生地黄一两、大蓟、小蓟各五钱,并令买西瓜与食,二剂略安,五剂痊愈。

按 白虎汤是张仲景辛寒清热之主方,治疗伤寒,脉浮滑,表里俱热的阳明病。曹颖甫察患者症见"脉大,身热,大汗",知其里热炽盛,"不谵语,不头痛",当不属热犯心包或热结阳明,"唯口中大渴",津液大伤,辨为白虎汤证。服 3 剂后稍解,犹恐热入血分,调重石膏用量,加入清热凉血之品,5 剂痊愈。病案记录精详,用药得当。针对有些医家忌用苦寒或用药偏爱之情,曹颖甫在本病案按语中曰:"苟非精通医理,而随证处方,则以姜桂取效者,或不敢用凉剂;以芩连奏功者,或不敢用温;甚有偏于泻者,以泻药而杀人;偏于补者,又以补药而杀人。"指出了诸种用药偏失的危害,告诫医家治病要察"病机出入","自非辨证精审,然后用药,无论古方时方,何在非杀人之利刃哉?"。曹颖甫虽笃信经方,赞叹"仲圣之方,若是其神哉",又指出"愿读经方者,皆当临证化裁也",可知其深得张仲景先师辨证施治之精髓。医者当存仁爱之心,本医案中曹颖甫察患者"家寒",故用赤芍、牡丹皮等价廉药代替贵重之犀角,既治病又体恤病家。二诊时,当患者丈夫对其曰:"此妇予其不爱之,如不愈,先生不必再来。"曹颖甫慨然斥之:"汝以钱为重,我以人命为重,以后我来与否,汝可不必问也。前后六诊,两易方,竟得全可,为之快意者累日。"曹颖甫之高尚医德跃然呈现。

2. 外感高热

◎案

江阴缪姓女,予族侄子良妇也,自江阴来上海,居小西门寓所,偶受风寒,恶风自汗、脉浮,两太阳穴痛,投以轻剂桂枝汤,计桂枝二钱,芍药三钱,甘草一钱,生姜二片,大枣三枚。汗出,头痛瘥,寒热亦止。不料一日后,忽又发热,脉转大,身烦乱,因与白虎汤。生石膏八钱,知母五钱,生甘草三钱,粳米一撮。服后,病如故。次日,又服白虎汤,孰知身热更高,烦躁更甚,大渴引饮,汗出如浆。又增重药量为:生石膏二两、知母一两、生甘草五钱、粳米二杯,并加鲜生地黄一两、天花粉一两、大小蓟各五钱、牡丹皮五钱。令以大锅煎汁,口渴即饮。共饮三大碗,神志略清,头不痛,壮热退,并能自起大小便。尽剂后,烦躁亦安,口渴大减。翌日停服。至第三日,热又发,且加剧,周身骨节疼痛,思饮冰凉之品,夜中令其子取自来水饮之,尽一桶。因思此证乍发乍止,发则加剧,热又不迟,证大可疑。适余子湘人在,曰:论证情,确系白虎,其势盛,则用药亦宜加重。第就白虎汤原方,加生石膏至八两,余仍其旧。仍以大锅煎汁冷饮。服后,大汗如注,湿透衣襟,诸恙悉除,不复发。唯大便不行,用麻仁丸二钱,芒硝汤送下,一剂而瘥。

按 本案患者起病于桂枝汤证,服后"汗出,头痛瘥,寒热亦止",可知太阳病已尽。一日后,"忽又发热,脉转大,身烦乱",此为太阳转属阳明证。曹颖甫投以白虎汤,察患者"服后,病如故。翌日,又服白虎汤,孰知身热更高,烦躁更甚,大渴引饮,汗出如浆"。便增重生石膏至二两,加入清热凉血之品,病势得缓。但间隔三日后,患者"热又发,且加剧",曹颖甫虽"思此证乍发乍止,发则加剧,热又不迟,证大可疑",但和其子论析证情,确认此乃热势较盛之白虎汤证,故"就白虎汤原方,加生石膏至八两,余仍其旧",终至奏效而病愈不复发。本案曹颖甫虽辨证准确,但病势燥热过亢,治疗药物剂量过轻,所谓小剂白虎,难平炎炎之势,故而揆度再三,改投大剂白虎汤,生石膏重用至八两,方降病势。因此,临床应用白虎汤,辨证准确的同时,还要视病势轻重,药量大小之进退得当,才能提高疗效。曹颖甫在另一白虎汤证医话中,谈及对石膏用量的心得。该医话评议某医家用生石膏二斤,治好一不大便二月有余的患者,曹颖甫曰:"予所遇白虎汤证未有若此之重者,张锡纯用石膏不过二三两,予尝加至双倍有奇,岂料苏州宗人沧洲先生更有用至二斤者。然经方中正有用如鸡子大二十四枚者,是又不止二斤矣。"现代药理研究表明,白虎汤中起退热作用的药物主要是石膏,故临床应用白虎汤时,石膏用量的把握尤显关键,医家不必拘于石膏用量,要有胆有识,药证相当方佳。

三、张锡纯运用白虎汤经验

1. 非大寒,救命良方

自张仲景创制白虎汤后,历代医家对此方均给予了高度的重视,但又畏其寒凉,用之小心谨慎。正如吴鞠通在《温病条辨》中所云:"白虎汤本为达热出表,若其人脉浮弦而细者,不可与也;脉沉者,不可与也;不渴者,不可与也;汗不出者,不可与也。常须识此,勿令误也。"张锡纯依据自己运用白虎汤之经验,严厉地批评了这种既有违于经旨又脱离临床实践的框框理论,提出"则此救颠扶危挽回人命之良方,几将置于无用之地"也。

张锡纯如此看重白虎汤,基于其对该方,尤其是方中石膏之深刻认识。他说:"人之所以重视白虎汤而不敢轻用者,实皆未明石膏之性也。"《神农本草经》言石膏微寒而非大寒,张锡纯的临床经验亦证明了这一点的正确性。纵观《医学衷中参西录》,张锡纯往往以大量之石膏,或单用,或伍于他药之中,屡起沉疴于危难之间,而又无大寒伤人之虞。如张锡纯曾治一个 7 岁男孩,因感受风寒,治疗不当,寒邪化热,其热甚燔,舌苔黄而带黑,张锡纯单用生石膏两许(30g 左右),煎取清汤,分 3 次令患儿饮下,病稍愈;又煎生石膏二两,亦徐徐饮下,又煎生石膏二两,徐徐饮下如前,病遂痊愈。读罢此案,不禁拍案叫绝,既慨叹张氏医术之高超,更惊奇于石膏独具之良能。7岁之孩童,短期内竟用石膏六两之多,病霍然而愈,而无丝毫之弊端,则石膏之性,不言自明矣。张锡纯石膏之运用,尚见于肺病、劳热、瘟疹、梅毒、疟疾、脑漏、痢疾、温病、腹痛、便秘、消渴、中风、咽痛等诸病症中,正如张锡纯所言:"盖石膏生用以治外感实热,断无伤人之理,且放胆用之,无论外感内伤,断无不透热之理。"既明石膏之性,则白虎汤之义亦可知矣。该方用石膏以清热,知母之凉润辅助之,更有甘草、粳米,既能顾护胃气,又能使石膏之寒凉不至趋下太速。如此四味相合,则猛悍已去,而和平自存。诚如张锡纯所言:世人畏白虎汤如虎,是弃千古不祧之良方而不用也,确为金玉之言。

2. 治燥结,直逼承气

张锡纯运用白虎汤的一个显著特点是用其治疗大便燥结不通。自从张仲景为阳明腑实证创制三承气汤以来,后世之医,凡遇大便燥结之症,动辄以承气下之。然而,承气汤终为峻猛攻下之剂,若体虚不耐攻下,或辨证不当,或用药不得法,常致变生他病。而张锡纯独辟蹊径,用白虎汤或白虎加人参汤化裁治之,常常收到立竿见影之效。张锡纯凡遇阳明病大便燥结者,以大剂白虎汤或白虎加人参汤,往往能使大便通畅而痊愈。张锡纯称之为"避难就易之法"。临床上,大便燥结难下多为热盛津亏、无水而舟停所致,投白虎汤或白虎加入参汤,用石膏以清热,知母既助石膏清热,又取其多汁以润燥,更有甘草、粳米调和之,气虚者取人参以助推动之力。如此配伍,既治标又治本,热消燥去,大便自可通下。

3. 退高热,功效卓著

张锡纯擅用白虎汤治疗各种高热,其特点为:①阳明经热盛,无论脉之虚实,有汗与无汗,皆可加减用之,甚则热邪扰心,昏愦不语,用之亦有效验。②温病高热,无论春温、风湿、湿温、伏气化热,均用之。临床运用时须注意其煎服之法,即煎汤一大剂,分3次服下,此便是古人一剂三服之法。③用于邪热耗伤真阴,元气欲脱之危象,表现为神昏谵语、目睛上窜、身体颤动、筋惕肉瞤、肌肤高热等。方中可酌加山茱萸以固脱。如张锡纯曾治一女,温病,表里大热,又因误治,身体羸瘦,危证悉出。急投以白虎加人参汤,分 3 次服完,壮热已退。又服 2 剂,调治而愈。

4. 巧化裁,药到病除

张锡纯擅用白虎汤,亦体现在他对该方的精妙化裁上。在《医学衷中参西录》中,张锡纯从白虎汤或白虎加人参汤化裁出许多可以独当一面的方剂。如他制定的通变白虎加人参汤(生石膏、人参、杭芍、山药),治下痢或赤或白或赤白参半、下重腹痛、身热、脉实;石膏粳米汤,仅取石膏、粳米两味,治温病初得,脉浮壮热及一切感冒初得身不寒而心中发热者;白虎加人参汤以山药代粳米汤治热入阳明之腑,而渴欲饮水者,镇逆白虎汤(石膏、知母、半夏、竹茹粉)治白虎汤证俱,其人胃气上逆,心下满闷者;寒解汤(石膏、知母、连翘、蝉蜕)治周身壮热,心中热而且渴,舌上苔白欲黄,其脉洪滑,或头痛,周身有拘束之意者;仙露汤(石膏、玄参、连翘、粳米)治寒温阳明经热,喜冷饮,但不燥结,脉洪滑等;白虎承气汤(即白虎加人参汤药味,而煎服法不同)治阳明当下而脉数之证;坎离互根汤(石膏、知母、玄参、野台参、山药、甘草、鸡子黄、鲜白茅根)治鼠疫等。可见,张锡纯运用白虎汤,真正体现了"善用方不执方,而无不本于方"之精神,堪为后世之楷模。

四、范德斌教授应用白虎汤经验

1. 运用指征

范德斌教授强调,应用白虎汤不必大热、大汗出、大渴、脉洪大等四大症悉俱。从《伤寒论》论述来看,脉浮滑,自汗,口渴,未必大渴,皆可用白虎汤,结合临床实践,范德斌教授总结出应用白虎汤的指征:舌质红或舌尖红,苔薄黄或薄白干,脉洪数、滑数或浮数,口干多饮或少饮,大便秘结或正常。

2. 重用石膏

范德斌教授认为白虎汤非猛悍之剂,而是肺胃实热的平和之剂,从白虎汤药味分析:石膏味辛,微寒,即能透散郁滞之阳热,又能清解阳热,同时,石膏具有收敛之效,可避免肺气的过度耗散;知母滋阴清热,既可助石膏清热,又可化生阴液,粳米;甘草,顾护中气,养后天之本。纵观全方,白虎汤实为治肺胃实热为主的平和之剂,明矣。范德斌教授强调,白虎汤必重用石膏方能获得良效,石膏寒凉,质重而气轻,不但善清内蕴之实热,而且有逼迫内蕴之热透达于外之功,生石膏剂量视患者热势之轻重,体质之强弱,邪正力量之消长,在30~100g。

3. 突破古方,古为今用

白虎汤主治病机为肺胃实热,通过加味可广泛用于临床各科,尤其在急性热病的应用上,屡获奇效。范德斌教授自拟白虎清热燥湿活血汤,在白虎汤基础上加黄芩、黄连、栀子、薏苡仁、白花蛇舌草清热除湿,金银花、连翘清热解毒,丹参、赤芍、益母草活血凉血,枳实理气行滞,甘草调和诸药,治疗湿热蕴结型粉刺,效果良好;在治疗感冒发热这一临床常见病症方而,范德斌教授不拘泥于"先表后里,恐引邪深入"之说,凡兼汗出口渴,体温超过39℃或体弱患者超过38.5℃者,以白虎银翘汤加减表里同治。范德斌教授认为,头而为阳明经循行主要部位,鼻、咽喉均为阳明经循行之所,急性热病多以肺胃热盛上攻为多见,因此,在白虎汤基础上,加清热解毒、活血化瘀、通窍辛散之品,范德斌教授认为生石膏重用方可显效,为避免"开门揖盗,引邪深入"之弊,其中常配以荆芥、葛根,其中荆芥性味虽辛微温,但加入辛凉解表药后,可增强疏散透表之力;葛根发表解肌,升阳止痛,解热生津,与荆芥同用,需重用方能效彰。范德斌教授重视肺气的宣降有度,多用桔梗、枳实相伍,其中桔梗主升,引药入肺,枳实主降,下气除痞。二药合用,可宽胸消胀,促进诸药更好地发挥作用。范德斌教授认为,白虎汤的应用,关键在于准确把握肺胃实热的基本病机,病机把握准确,通过药味加减,可治疗多种病症,白虎汤加味广泛用于感冒发热、咳嗽、口疮、牙痛、喉痹、血证、乳蛾、唇风、痄腮、粉刺、风疹、药疹、湿温发热、消渴、头痛、鼻渊、热痹等众多病症。

五、郭纪生应用白虎汤临床经验

1. 溯本求源,探究其理

临床治病全在认证无差,用药先后缓急得宜,而求识证之真,全在溯本求源,探究其理。白虎汤出自张仲景《伤寒杂病论》,以生石膏、知母、粳米、甘草组方,是治伤寒阳明经证的主方,用于阳明病表里俱热、热邪郁遏于里不达于四肢或三阳合病、邪热偏重于阳明的证治。郭纪生指出"若阳明经热盛,即用白虎汤;若热盛耗气伤津,即用白虎加人参汤,老人、小儿、久病体弱及汗吐下误治后,皆宜人参加白虎汤。口渴小便赤即是其适应证"。

2. 知常达变,灵活变通

郭纪生临证应用白虎汤多加减变通,煎服方法讲究。以天花粉易知母,天花粉清热润燥,生津止渴,解毒通络,又其味甘而不伤胃,有补虚安中之誉;天花粉无苦寒下降、苦寒伤胃或影响辛凉透邪之弊。以山药易粳米,粳米固中气而护脾胃,山药性平味甘,津液黏稠,调和胃气,固摄下焦元气,补肾填精,滋润血脉,为健补肺、脾、肾三经之药,滋阴养液之品,温病最易伤阴,以山药辅佐石膏较之粳米是为更好。人参白虎汤以野台参易人参,现人参多为人工种植,因气化之故参也燥热,用以治疗温病之热,临床中难以用之得心应手。野台参味甘微寒,补中益气,生津止渴,温病元气虚损均可用之。同时石膏必须生用,压成极细粉或再用甘草水飞过备用。煎药时先煎石膏数十沸,然后纳入诸药,煎取的药汁要多一些(200~500ml),服药时要温服,多煎徐服,大剂量使用石膏常常1小时服1次,欲其药力常在中、上二焦,寒凉不至下侵,酿成滑泄。服药后适当盖被(如毛巾被、床单等),不可盖之过厚,以利于内热外达。

3. 曲尽病机,权衡轻重

石膏分量宜多宜少,尚需临证者自行斟酌,盖药必中病而后可,病重药轻见病不愈,反生疑惑,若病轻药重,伤及无辜,临证宜曲尽病机,权衡轻重《温病条辨》上焦篇第9条"白虎剽悍,邪重非其力不举,用之得当,原有立竿见影之妙。若用之不当,祸不旋踵。懦者多不敢用,未免坐误事机;孟浪者不问其脉证之若何,一概用之,甚至石膏用至斤余之多,应手而效者固多,应手而毙者亦复不少,皆未真知确见其所以然之故,故手下无准的也",郭纪生亦常用此言告诫学生。郭纪生遵《神农本草经》石膏性微寒,非大寒之说,又依张锡纯论石膏"凉而能散,有透表解肌之力,外感有实热者,放胆用之直胜金丹",以及清代著名温病学家余师愚在清瘟败毒饮方剂中谈到"重用石膏,直入胃经,使其敷布于十二经,退起淫热……先平甚者,而诸经之火自无不安矣",根据邪热轻重、其郁伏深浅及有无外达之势,分别使用轻、中、重剂。此亦效法余师愚清瘟败毒饮石膏之用量,余师愚云:"若疫证初起,恶寒发热,头痛如裂……六脉沉细而数者,即用大剂,沉而数者即用中剂,浮大而数者用小剂。"

4. 圆机活法,加减化裁

临床疾病不同、同一疾病处于不同的发展阶段,其病机及兼证往往不同,本着异病同治、标本兼治的原则,郭纪生临证应用白虎汤多加减化裁取得较好疗效。并创白虎汤加减法。温病初期:发热恶寒,无汗或咽痛,舌苔白舌尖微红,脉象浮数或右大于左,此属里有热而夹风热。可酌加薄荷、蝉蜕、连翘、金银花、牛蒡子等。咽喉肿痛或腮肿或头而肿大,便燥溲赤,脉象洪数,舌苔黄,俗称大头瘟者,证属毒火充斥于上。宜加马勃、玄参、大青叶、黄芩,重加石膏。头痛剧烈,口干渴饮,头汗独多,上身汗少,下身无汗,脉象滑数或洪大而数,证属毒火熏蒸。宜酌加菊花、黄芩,重用石膏。神志时清时寐,烦躁不安,头汗多或无汗,舌质深红,舌苔白黄而干,此热邪初传营分,气分之邪未尽。宜加鲜生地黄、连翘、郁金、石菖蒲、黄连、水牛角之属。高热神昏而抽搐,头汗或汗出而热不解,舌苔黄厚或燥,舌质赤红,证属里热炽盛,热极生风。宜加羚羊角、水牛角、黄连、鲜生地黄、钩藤、全蝎、蜈蚣、石决明等。高热,神昏谵语,吐舌弄舌,舌见红赤,舌苔黄厚腻,证属热传心包,蒙蔽清窍。宜酌加水牛角、黄连、石菖蒲、郁金,并可送服局方至宝丹、安宫牛黄丸等。发热,狂躁不安,神昏谵语,舌苔黄燥甚或焦黑起有芒刺,大便闭结不通,脉象洪数或沉数有力,证属里热炽盛,热结阳明,内扰神明。宜加玄参、生地黄、麦冬、大黄、芒硝。发热无汗,头重如裹,胸闷,渴不欲饮,舌苔黄腻,脉象濡数,证属湿热气闭无汗。宜加藿香、香薷、杏仁、白扁豆,此时石膏宜减量,宣通气机。高热,神昏不清,痰涎涌盛甚或惊搐,舌苔黄腻,脉象滑数有力,证属痰热蒙蔽清窍,肝风内动之象。宜加天竺黄、胆南星、川贝母,送服局方至宝丹、安宫牛黄丸或玉枢丹。病后低热,口舌干燥,神情呆滞,言语无力,哭笑无常,失眠健忘,证属气阴虚弱,神不守舍,心肾不交。宜加党参、煅龙骨、煅牡蛎、阿胶、酸枣仁、远志等。温病斑疹紫红成片,烦躁不安,高热不降,脉象洪滑而数,舌苔黄,舌质红,证属毒热炽盛于营血,气营两燔。宜加牡丹皮、赤芍、紫草、金银花、连翘等。温病正气虚弱,脉弦细或迟,以及产后或年老、幼儿之体弱者尤应注意加用党参。温疟口渴引饮者,宜加常山、竹茹、藿香,清热止疟镇呕。

5. 病案

病毒性脑炎抽搐。郝某,男,57 岁。2009 年 8 月 4 日初诊。频繁抽搐 6 个月。某医院诊断为病毒性脑炎,经多家医院治疗无效,病情进一步恶化。症见:T 37～38℃,神志清楚,重病容貌,喉鸣明显,呼吸急促,咳嗽,痰多,痉挛性抽搐,发作时躯体后仰,呈角弓反张样,瞬间抽搐消失,每日频繁发作,夜间尤甚,不易入睡,常需三四人照顾。小便短赤,大便时干,舌短,难伸出口外,牙关紧,舌质暗红而乏津,脉象弦数而大有力。西医诊断为病毒性脑炎。中医诊断为瘟疫。证属气营两燔,肝风内动。治以清气凉营,镇肝熄风。方用白虎汤加减。

处方:石膏 60g,大青叶 15g,天麻 10g,僵蚕 10g,钩藤 30g,鳖甲 15g,煅龙骨 30g,石决明 15g,珍珠母 30g,白茅根 30g,丹参 15g,射干 12g,地龙 15g,山药 30g,天花粉 30g,郁金 12g,全蝎 6g,蜈蚣 8 条。

每日 1 剂,水煎 2 次取汁 300ml,分 3～5 次频频喂下,服 3 剂。并予安宫牛黄丸,每次 1 丸。

二诊:8 月 8 日。患者抽搐减轻,但仍抽搐频繁,喉中有痰,呼吸急促。上方石膏加量至 90g,服 15 剂。

三诊:8 月 23 日。患者抽搐减半,痰量明显减少,体温恢复正常。后石膏逐渐加量达 150g,并配合西洋参益气养阴,恢复正气,经过近 5 个月治疗,最后基本康复。

按 此例温疫属里热炽盛,热极生风,气营两燔,治疗以白虎汤加减,清气凉营,镇肝熄风,方中重用石膏,直入胃经,使其敷布于十二经,退其淫热,则甚者先平,而诸经之火自无不安矣。

六、黄煌教授妙用白虎汤治疗疑难杂症

1. 白虎汤的方证

白虎汤历来被广泛应用于治疗温热病。对于白虎汤的适应证，虽历代医家认识不一，一般均以"大热、大汗出、大渴、脉洪大"为应用依据，黄煌教授认为这种归纳比较简略，不便于初学，强调要认识白虎汤证，必须要了解石膏与知母。

白虎汤以石膏、知母同用，其方证是以两药的药证为主体的，即以烦躁、强烈的渴感、身热汗出、脉形洪大为基本症状。作为客观指征，黄煌教授强调了形瘦面白、皮肤粗糙的体形以及脉象洪大与舌红苔薄干燥等特点，体形特征的提出，对正确的诊断帮助很大，使"证"与"人"结合了起来，充分体现了中医的整体观。

黄煌教授重视白虎汤原有的处方结构，认为临床使用白虎汤，甘草是必用的，张仲景使用石膏的处方中均有甘草，这是前人积累的宝贵经验，不可轻视；方中用粳米也不可缺少，当然也可用富含淀粉的山药代替。未根据不同的兼证，白虎汤可作相应加味，如食欲不振、头昏、舌苔少者，加人参、党参、沙参等以养阴生津，但不可配黄芪。并认为黄芪健脾利水，仅适用于面黄身肿而汗出之人，与白虎汤证正相反。胸腹悸动、盗汗者，可以配龙骨、牡蛎，或龟板、鳖甲，以滋阴潜阳，平冲降逆；出血加阿胶、地黄以滋阴复脉。

黄煌教授指出，白虎汤不单是治疗急性热病的处方，即使内伤杂病，只要具有白虎汤证，也可使用白虎汤，这就是"有是证，用是药"这一中医治病的基本原则。他曾用白虎汤合麦门冬汤治军团菌肺炎的持续高热，用白虎加人参汤治糖尿病的烦渴，用白虎汤合竹叶石膏汤治小儿夏季热等，均有治验。

医案精选

◎案：甲状腺功能亢进症

程某，女，15岁，学生。1995年9月14日初诊。2年前因消瘦烦渴多饮，甲状腺肿大，某医院诊断为甲状腺功能亢进症。服甲巯咪唑治疗效果不

明显,病情日益加重,上课无法集中注意力,不能坚持上学,转诊于黄煌教授。患者形体消瘦,两眼球突出,颈部弥漫性肿大,舌面干燥无津,舌苔少,脉浮大而数重按无力,询知患者恶热喜冷,口渴,每天必饮大量冷开水或冰淇淋,常感心悸动,汗多。1995 年 8 月 2 日化验:T3 8.7nmol/L,T4 620.8 nmol/L。心电图示:频发房性期前收缩。

处方:生石膏 50g,知母 12g,龙骨 15g,牡蛎 30g,山药 15g,天花粉 15g,天门冬 10g,麦冬 10g,北沙参 15g,生甘草 3g。7 剂。

二诊:9 月 21 日。药后烦渴多汗等症状好转,舌脉同前,原方知母加至 20g。之后效不更方,唯知母的用量均在 20g 以上,牡蛎用量在 40g 以上,服药期间停服西药,并坚持上学,共服药百余剂后,症状基本消失,甲状腺恢复至正常大小,眼球突出也明显减轻,期前收缩消失,面色红润,学习成绩明显提高,体重增加。1996 年 2 月 8 日复查:T3 5.6nmol/L,T4 327.6nmol/L,已属正常范围。

按 黄煌教授认为,此证以烦热为主症,故当重用知母,以清其气分之热。其甲状腺肿大,不必用海藻、昆布软坚,清降其气火即可。患者虽无烦躁的主诉,但其学习注意力分散,即可视为烦躁。牡蛎主治胸中动悸,其频发房性期前收缩、心动悸不安是牡蛎证,故当重用牡蛎。本例共服用生石膏达 5 000g,知母达 2 400g,牡蛎达 5 000g,虽大剂寒凉重镇,患者毫无所苦,尚觉微有甘味,可见药证的对,用可放胆。

◎案:暴崩

何某,女,14 岁,学生。1995 年 5 月 28 日初诊。患者于 1990 年 9 月开始全身皮肤出现密集针尖大小出血点,以躯干部为多,同时常常鼻衄,出血量多。在某医院行骨穿术等检查,诊断为血小板减少性紫斑[血小板计数始终在 $(10 \sim 20) \times 10^9/L$]。1994 年年底月经初潮,之后每月经量极大,血红蛋白降至 30g/L,不得不住某妇产医院输血治疗。5 年中虽迭经中西医治疗均无明显效果,曾用党参、黄芪、大黄、三七、云南白药、水牛角以及各种炭药,亦无见寸功。近阴道出血 10 天不止,血色鲜红,无血块,无腹痛。因贫血严重,稍一活动即心悸,由其父亲背至二楼诊断室。诊见面色苍白,无光泽,舌质淡白而舌面干燥无津,脉洪大而无力。时未值酷暑,但不时取出随身携带的冷开水饮用。化验:PLT $20 \times 10^9/L$,HGB 60g/L,WBC $1.2 \times 10^9/L$。

处方:生石膏30g,知母10g,山药15g,龟板12g,龙骨15g,牡蛎30g,阿胶12g,生地黄15g,天门冬12g,山茱萸10g,生甘草3g,糯米12g。

服药1剂后,出血量大减,3剂后血止。后以此方续服,每日1剂,1个月后月经来潮时出血量明显减少,7天经净。服至1996年1月,复查:PLT $90 \times 10^9/L$,HGB 100g/L,WBC $4.5 \times 10^9/L$,月经大出血已经完全控制,面色红润,体重也见增加。随访至今正常。

按 患者面色苍白,很容易误诊为血虚,但舌面干燥无津,口渴,脉洪大,则属白虎汤证无疑。石膏大寒,人皆畏之,但只要对症下药,石膏何尝不是滋阴生津药,此例前后共服用生石膏达6kg之多,使出血量多得以控制。灵活运用白虎汤的经验由此可见一斑。

参考文献

[1]李赛美,李宇航.伤寒论讲义[M].北京:人民卫生出版社,2012.

[2]潘朝曦.中医方名趣释[J].中医药文化,1989:43.

[3]王建东.方剂辨证论治方法体系之建立——白虎加人参汤证的辨证施治[D].哈尔滨:黑龙江中医药大学,2014.

[4]张家礼.金匮要略[M].北京:中国中医药出版社,2004.

[5]潘雨薇.竹叶石膏汤证病机病位及临床应用浅析[J].新中医,2012,44(1):129 - 130.

[6]王新彦,刘桂荣.王氏清暑益气汤现代临床应用研究综述[J].世界中西医结合,2014,9(8):878 - 879.

[7]夏庭伟,杨越,郭静.探析叶天士斑疹辨治思想[J].中国中医基础医学,2015,21(9):1076 - 1080.

[8]张磊,李海波.斑疹禁用柴胡析疑[J].时珍国医国药,2014,25(6):1451.

[9]沈维艳,王飞,徐伟,等.清瘟败毒饮古今之用[J].黑龙江中医药,2012,6:3 - 4.

[10]黄煌.张仲景50味药证[M].北京:人民卫生出版社,1998.

[11]罗元元.白虎汤类方证研究[D].北京:北京中医药大学,2011.

[12]金文君.白虎汤证治探要[J].广州医学院学报,2002,30(2):62 - 63.

[13]孙姝.石膏的药理作用与微量元素的探究[J],中国中医药现代远程教育,2009,7(5):170.

[14]高帅.知母活性成分提取工艺优化及降糖活性研究[D].杭州:浙江工业大学,2013.

[15]边际.知母化学及药理研究进展[J].沈阳药学院学报,1993,10(2).

[16]赵春草,吴飞,张继全,等.知母药理作用研究进展[J].中国新药与临床杂志,2015,12(34):898 - 902.

[17]王元,瞿彩云,彭雪晶.甘草及其衍生物药理作用的研究新进展[J].中成药,2011,30(7):398 - 401.

[18]张保国,程铁峰,刘庆芳.白虎汤药效及现代临床研究[J].中成药,2009,31(8):1272 - 1274.

[19]何绪良,武君颖.浅析《王氏医案》中白虎汤运用的经验[J].辽宁中医学院学报,2006,8(3):22.

[20]郭海英,曹进雷.张锡纯运用白虎汤方经验浅析[J].江苏中医,1999,20(7):5-6.

[21]付良,徐金柱.范德斌教授应用白虎汤经验[J].贵阳中医学院学报,2014,36(6):124-125.

[22]张学林.郭纪生应用白虎汤临床经验[J].河北中医,2010,32(12):1768-1769.

[23]温兴韬.黄煌教授对白虎汤的认识与应用[J].国医论坛,1998,13(1):22-23.